RÉFLEXIONS PRATIQUES

SUR

LES MALADIES DE LA PEAU,

APPELÉES DARTRES.

DE L'IMPRIMERIE D'ANTH⁰. BOUCHER, SUCCESS. DE L. G. MICHAUD,
Rue des Bons-Enfants, N⁰. 34.

RÉFLEXIONS PRATIQUES

SUR

LES MALADIES DE LA PEAU,

APPELÉES DARTRES,

SUR LEURS CAUSES, LEUR SIÉGE, LES MOYENS DE GUÉRISON EMPLOYÉS JUSQU'A CE JOUR, ET SUR UNE NOUVELLE MÉTHODE DE TRAITEMENT, APPELÉE

TRAITEMENT PAR ABSORPTION CUTANÉE;

ACCOMPAGNÉES D'UN NOMBRE CONSIDÉRABLE D'OBSERVATIONS OU SON EMPLOI A ÉTÉ SUIVI D'UN SUCCÈS COMPLET.

PAR F.-S. BIDOU,

ANCIEN ÉLÈVE DES UNIVERSITÉS D'ÉDIMBOURG, DUBLIN, ET DOCTEUR EN MÉDECINE DE LA FACULTÉ DE PARIS.

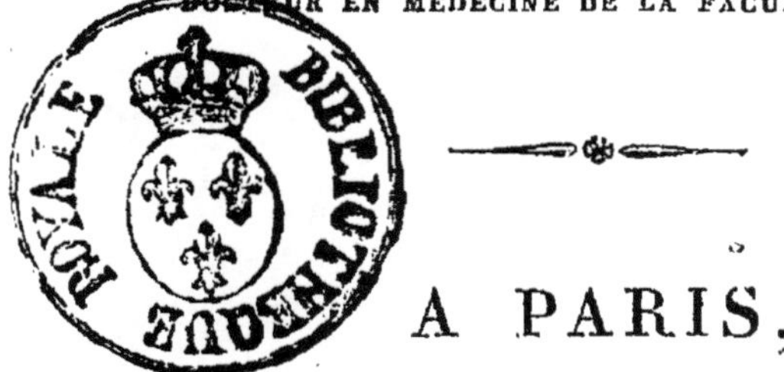

A PARIS,

CHEZ L'AUTEUR, RUE DES MOULINS, N°. 16;

A LA LIBRAIRIE FRANÇAISE ET ÉTRANGÈRE DE MM. GALIGNANI, RUE VIVIENNE, n°. 18;

ET CHEZ GABON, RUE DE L'ÉCOLE DE MÉDECINE.

1821.

PRÉFACE.

En offrant ce faible Essai au public, je crois devoir le prévenir que jamais mon intention n'a été de m'occuper, soit de la classification, soit de la description des maladies de la peau en général. Une entreprise pareille ne peut convenir qu'à ceux que des talents supérieurs, et surtout de grands établissements publics mettent en état de reculer les bornes de nos connaissances par l'occasion qu'ils y trouvent de faire des observations suivies et des expériences répétées ; d'ailleurs cette tâche pénible et épineuse a été trop bien remplie dernièrement par M. Alibert, dans son inestimable ouvrage sur ce sujet. Quoique sous le rapport de la classification nosologique des maladies, il ne soit pas tout-à-fait à l'abri du reproche de confondre souvent les espèces, ainsi que le pense le docteur Bateman, dans son Abrégé-pratique des maladies de la peau, suivant la classification nosologique du docteur Willain, il n'en faut pas moins confesser que, malgré ces légères imperfections, ce précieux ouvrage nous offre l'ensemble le plus parfait qui existe, soit pour la description de ces affections, les savantes recherches sur leurs causes, leur marche et les moyens curatifs.

Sous ce dernier rapport, à la vérité, cette production, comme beaucoup d'autres, nous laisse encore bien à desirer ; pour s'en convaincre on n'a qu'à parcourir les diverses observations qui s'y trouvent. Pour un cas traité avec succès par les moyens indiqués, combien n'en voit-on pas auprès desquels tous les efforts de la pratique la plus active ont malheureusement échoué. Cependant, sans rencontrer des succès nombreux, le praticien ne laisse pas de tirer un grand avantage de ces essais répétés et méthodiques des médicaments préconisés par d'autres écrivains. En effet, tout infructueux qu'ils soient, il y trouve l'utile leçon de rejeter tout ce que le préjugé ou la crédulité avait fait adopter, pour diriger ses recherches vers des moyens plus efficaces.

Depuis que je me suis livré à l'exercice de la médecine, le nombre de personnes affectées de ces maladies qui s'est présenté à moi pour réclamer mes soins, l'intérêt particulier que m'inspiraient quelques-unes d'elles, ont dirigé mes recherches vers les moyens de les traiter. Les compilations les plus laborieuses ont été faites chez les anciens et chez les modernes ; leur expérience a été mise à contribution ; tous les médicaments les plus accrédités ont été employés. Rarement, je l'avoue, même un soulagement permanent a récompensé les efforts les plus suivis du médecin, ou la patience persévérante du malade.

Dans cette disette désespérante de moyens pour combattre une maladie si commune, j'acquis la connaissance d'un remède, employé, à la vérité, principalement pour des maladies d'un genre différent, mais dont une analogie raisonnée me fit espérer de grands avantages en changeant sa destination primitive. Je voyais dans ce remède le double avantage d'un effet local, et d'un effet général et constitutionnel ; car, dans ce mode de traitement que je désigne sous le nom de traitement par absorption cutanée, les substances médicamenteuses sont appliquées immédiatement sur le système malade, je veux dire le système lymphatique, ce merveilleux appareil de vaisseaux à sang blanc, connus sous le nom d'exhalants et d'absorbants, et dont l'entrelacement multiplié forme les lames du tissu cellulaire, et constitue le système dermoïde.

Ce remède appliqué sur la partie affectée dont il doit corriger les sécrétions vicieuses, et ranimer les fonctions vitales, n'aurait qu'un effet très borné, si son emploi n'était secondé par d'autres applications sur une autre partie du corps, le dos par exemple ou les cuisses, dans l'intention de faire pénétrer le médicament dans toute la constitution, ranimer les fonctions des lymphatiques, et concourir avec l'application locale à détruire le principe du virus herpétique. L'opération de ces diverses applications, quoique active par elle-même, ne dispense pas de recourir aux moyens secondaires que fournissent les médicaments internes, dont le choix et l'emploi sont subordonnés à la saison, aux complications accidentelles et aux différences constitutionnelles.

En offrant au public ce nouveau mode de traitement, je n'ai point la prétention de l'annoncer comme un spécifique, un remède infaillible , dont l'usage , après une guérison radicale , met à couvert de toute rechute. La science n'a point encore fait cette importante conquête; mais ce que je puis assurer dans mon âme et conscience , c'est qu'il est, à mon avis, le meilleur de tous ceux connus jusqu'ici ; que sans être infaillible , il réussit généralement dans les cas qui sont susceptibles de son emploi, et que s'il y a quelques rechutes, elles tiennent à ce que la maladie étant de naissance et comme constitutionnelle , il faut que dans l'emploi du remède, le malade oppose une persévérance égale à l'ancienneté et à l'opiniâtreté de la maladie. Si dans des cas rares , et d'une gravité toute particulière , le remède n'opère pas toujours une guérison complète, du moins le malade est toujours sûr d'en retirer un grand soulagement des symptômes les plus pénibles et une amélioration générale de sa santé. Ce que j'avance se trouvera prouvé dans les observations jointes à cet Essai.

S'il est des cas où ce traitement ne met pas à l'abri de rechute, on n'en doit pas pour cela révoquer en doute son efficacité; car les rechutes ne sont pas particulières aux maladies de la peau. Quel est le praticien qui n'ait observé avec M. Alibert, l'existence d'une loi de l'économie animale qui l'assujettit à la reproduction de mouvements morbifiques, souvent aux mêmes époques où ils se sont d'abord développés. Les esquinancies, les péripneumonies, les catarrhes n'attaquent-ils pas souvent aux mêmes saisons les personnes qui en ont déjà éprouvé les atteintes ? Si cette loi est cons-

tante dans toutes les maladies, elle l'est surtout dans celles qui intéressent le système
dermoïde : les érysipèles, par exemple, chez
certains individus, reparaissent avec la
même régularité que la saison qui les a
d'abord vus naître; les fièvres elles-mêmes
obéissent à cette loi générale; et, parce que
quelque circonstance particulière en aura
provoqué une nouvelle attaque, le quinquina en doit-il être moins regardé comme
un spécifique?

RÉFLEXIONS PRATIQUES

SUR LES DARTRES.

Principales Causes des Maladies de la Peau, caractérisées du nom de Dartres.

Avant de passer aux observations destinées à faire connaître le moyen de guérison que je propose, et les résultats que j'en ai obtenus, qu'il me soit permis de faire une énumération succincte des causes qui tendent à influer sur le développement de ces maladies; leur connaissance ne peut être que du plus grand intérêt pour le malade. En effet, il y apprendra tout ce qu'il doit éviter pour ne pas développer chez lui le principe caché de cette maladie, s'il y est prédisposé, ou pour se mettre en garde contre une rechute, s'il en a déjà éprouvé les atteintes.

Ces causes peuvent dépendre du sujet lui-même, ou des circonstances dans lesquelles il se trouve. Les causes dépendantes du sujet sont celles qui tiennent à une organisation particulière du système dermoïde, aux affections morbides de quelque viscère abdominal, à la suppression de quelque évacuation périodique, aux ravages que laissent après eux les exanthêmes précédents, tels que la petite vérole, la rougeole, la gale, aux métastases d'autres maladies, à la dégénérescence du vice siphilitique.

Parmi les causes extérieures ou accidentelles, on doit compter l'influence du climat, le changement et l'intempérie des saisons, les erreurs dans le régime ou dans la manière de se vêtir : les inconvénients attachés à quelques métiers, l'insalubrité de l'air et des lieux qu'on habite, l'influence des affections morales débilitantes, telles que la peur, la tristesse, ou toute passion violente obligée de se concentrer, ou contrariée dans ses vues ; enfin la contagion.

C'est ici l'endroit de dire quelque chose sur le caractère contagieux ou non contagieux des dartres ; la juste frayeur qu'inspire cette maladie est trop générale, pour que l'on ne fût pas heureux de saisir l'occasion de rassurer le public sur ses craintes. J'ai un grand nombre d'exemples du caractère non contagieux de ces affections. D'un autre côté, deux femmes mariées, dont les maris sont les sujets des observations suivantes, ont, à ma connaissance, éprouvé une maladie herpétique, que l'on ne peut attribuer qu'à leur cohabitation avec eux. Ainsi, d'après le témoignage des auteurs, et d'après ma propre expé rience, tout ce que l'on peut regarder comme certain, se réduit à ce fait. La maladie, en général, n'est pas contagieuse, ou ne l'est que dans des circonstances toutes particulières. Mais quant à une définition précise des espèces qui sont ordinairement contagieuses, et de celles qui ne le sont jamais, tout ce que l'expérience nous présente jusqu'à ce jour, ne nous permet pas de prononcer, d'une manière positive, sur une matière aussi intéressante à déterminer, et dont on est obligé de remettre la décision au résultat d'observations subséquentes.

De la Classification nosologique des Dartres.

En ne me conformant pas entièrement au système nosologique des deux auteurs modernes qui ont le plus contribué à débrouiller le chaos dans lequel était plongé le genre des maladies qui nous occupent, je suis bien loin de vouloir en faire la critique et de prétendre y substituer quelque chose de meilleur. Si je me suis permis quelque changement à l'ordre que l'un et l'autre ont adopté, c'est que cette simplification m'a paru convenir davantage à la nature d'un essai, et plus à la portée des lecteurs auxquels ce petit ouvrage est destiné. En effet, l'un de ces auteurs,

M. Alibert, a établi sept espèces de dartres dont les dénominations sont tirées des traits de ressemblance qu'elles ont à d'autres affections morbides, ou aux symptômes qui les accompagnent. Mais cet auteur fait deux classes de la même maladie, parce que le siége se trouve être différent. Ainsi, suivant lui, quand le vice herpétique occupe une partie du corps quelconque, il prend le nom de dartres, et est classé d'après les caractères que l'affection présente. Si la tête au contraire est le siége de l'éruption, elle reçoit alors le nom de teigne, dont il a établi cinq espèces, classées d'après les caractères qui les distinguent.

Le docteur Bateman se conformant au système du savant docteur Willain, n'ayant aucun égard au siége de la maladie, établit sept ordres; et sa classification n'est fondée que sur les caractères extérieurs que chaque espèce affecte. Mais dans ces sept ordres, cinq seulement appartiennent au genre des maladies dont je veux m'occuper. En effet, il a introduit dans cette classification les maladies éruptives aiguës dont le derme est à la vérité le siége; mais qui cependant, suivant l'opinion la plus généralement adoptée, et sous laquelle je m'empresse de me ranger, ne doivent point entrer dans le cadre de celles qui sont l'objet de nos recherches; quelques points de ressemblance qu'offrent quelquefois les dartres avec les exanthêmes aigus, tels que la petite vérole ou la vaccine, ne suffisent pas à mon avis pour les faire entrer dans cet arrangement. Le mode de traitement qui se trouve aussi entièrement différent dans les deux espèces d'affections, est encore une raison qui devrait empêcher cette confusion. Si par l'effet d'un traitement on fait sortir les affections dartreuses de l'état de chronicité qui constitue leur marche, cette circonstance accidentelle ne me paraît pas devoir suffir pour les faire sortir de leur classe. Autrement ce serait une histoire générale des maladies de la peau tant aiguës que chroniques ; car par maladie de la peau, on entend plus ordinairement celle de l'espèce chronique.

On a aussi attribué aux dartres une certaine tendance à se porter de préférence sur telle ou telle partie du corps. Ce n'est point un phénomène assez régulier pour en faire une règle générale. Mon expérience me les a fait observer comme occupant toutes les parties du corps indifféremment, ou s'y transportant par métastase. Alors, à la vérité, elles subissent quelques modifications dépendantes de l'organisation de la partie où elles se fixent.

Si la multiplicité de formes sous lesquelles les maladies de la peau se présentent, paraît d'abord imposer la nécessité d'une classification, d'un autre côté, en voyant que dans cette grande variété d'affections, le mode de traitement est à-peu-près le même, on est au moins autorisé à regarder comme superflue une division trop minutieuse. Aussi dans la classification que je vais suivre, je ne m'arrêterai qu'aux traits tranchants et caractéristiques de chaque affection, laissant à d'autres la description des anneaux intermédiaires qui les unissent, ou des différences qui les séparent. Pour me conformer à ce plan, j'établis cinq espèces de dartres.

Première espèce, la dartre boutonneuse.
Deuxième espèce, la dartre écailleuse.
Troisième espèce, la dartre pustuleuse.
Quatrième espèce, la dartre vésiculaire.
Cinquième espèce, la dartre tuberculeuse.

Espèce première. — Dartre Boutonneuse.

Dans cette première espèce, le vice herpétique se présente sous la forme de boutons avec une base plus ou moins rouge; attaque surtout les enfants pendant la dentition, et prend alors le nom vulgaire de gourme. D'après quelques circonstances accidentelles, l'éruption offre plusieurs variétés peu intéressantes pour la pratique. Cette éruption présente quelquefois une apparence aplatie; et prenant alors le nom de lichen, elle est facile à confondre avec la rougeole et la scarlatine, et autres exanthêmes. Attaquant chez les adultes toutes les parties du corps sans changer d'espèces, elle présente plusieurs variétés d'après la forme circulaire, l'aspect livide et pétéchial des boutons. Quelquefois même l'éruption se rapproche tellement de la couleur de l'épiderme, que l'état de maladie ne devient sensible que par la démangeaison insupportable qui l'accompagne. Ayant sa cause dans la dégénérescence des fluides due à l'atonie générale du système, elle se manifeste surtout chez les vieillards, et se fixe très communément sur les parties sexuelles.

Deuxième espèce. — Dartre écailleuse.

Dans cette seconde espèce, le virus herpétique excitant dans le tissu cellulaire une inflammation plus ou moins vive, produit bientôt l'épaississement de ses lames, qui finissent par se détacher pour laisser sur la peau une apparence plus ou moins rouge, se reproduire ensuite de nouveau, sans cependant jamais prendre le caractère de croûte. Cette éruption, nommée lèpre par d'autres nosologistes, attaque de préférence les parties de la peau les plus voisines des os, telles que les parties externes des bras, les coudes, les genoux : dans les cas d'affections légères, les écailles, toujours circulaires, offrent une apparence blanchâtre; dans ceux qui sont plus graves, elles prennent une teinte de couleur d'un gris sale et même livide. Quelques irrégularités dans la nature des écailles, les fissures profondes qui les divisent, une sensibilité plus prononcée dans la peau mise à nu, enfin un dérangement constitutionnel, établissent quelques variétés dans cette espèce d'éruption. En effet, elles sont quelquefois distinctes et petites ; d'autres fois irrégulièrement circonscrites ; quelquefois encore confluentes comme dans la gale des boulangers ; enfin, tortueuses ou serpentines. Dans des cas invétérés, ou elle se répand sur tout le corps, ou elle se fixe sur les yeux, les lèvres, le prépuce, le scrotum, la paume de la main. Le cuir chevelu est aussi le siége de cette maladie dans l'enfance ou la vieillesse, et y affecte différentes nuances. L'espèce d'éruption qui nous occupe, exerce encore des ravages plus profonds dans le système dermoïde, en épaississant son tissu, en le rendant dur et corné pour ainsi dire, en lui faisant prendre la couleur et la rudesse de la peau de chien de mer. Dans cette affection affreuse, qui prend alors le nom d'ichthyosis, les plaques sont continues et couvrent quelquefois des membres entiers, excepté les plis des articulations.

Espèce troisième. — Dartre pustuleuse.

Le virus herpétique jetant quelquefois des racines plus profondes dans le tissu cellulaire, y forme des pustules et constitue un autre ordre d'éruption. Il s'établit alors un point de suppuration aux dépens de ce même tissu. La suppuration se termine par une croûte plus ou moins épaisse, laquelle en tombant laisse le derme épaissi, rouge et porté à se gercer. Comme les autres espèces, cette éruption affecte différentes formes. Tantôt circonscrite, elle attaque de préférence les extrémités supérieures ; tantôt étendue, elle attaque les extrémités inférieures, sans pour cela changer de marche. Quelquefois prenant un caractère aigu, elle se complique d'une éruption érysipilateuse. D'autres fois enfin, les croûtes prennent une étendue considérable, et sont accompagnées de la sécrétion abondante d'une humeur acrimonieuse.

Dans cette classe d'éruptions pustuleuses, se range encore celle à laquelle sont sujets les enfants, sous le nom de croûte lactée, qui, envahis-

2

sant d'abord le front et les joues, finit par couvrir toute la figure comme un masque. Cette espèce de maladie se manifeste encore sous la forme de petites pustules qui se terminent en croûte, et qui, par suite du peu d'écoulement, se transforment en écailles furfurescentes. Les femmes sont surtout sujettes à cette espèce d'affection. Quelquefois les pustules, situées profondément sur la peau, se réunissent avant de se rompre, et donnent, par la concrétion du fluide qui s'en écoule, naissance à des croûtes sèches circulaires d'un jaune blanc, proéminentes, et qui présentent au centre une dépression blanche squammeuse, semblable aux semences du lupin. Cette éruption reçoit encore plusieurs dénominations, telles que celle de ver annulaire, de faveuse, de granulée ; c'est surtout lorsque le cuir chevelu est le siége de cette affection, qu'elle affecte ces formes, et reçoit ces dénominations substituées à celles de teignes granulées, teignes faveuses que M. Alibert a cru devoir adopter dans son ouvrage.

Espèce quatrième. — Dartre vésiculaire.

Quoique les deux espèces d'affections qui suivent, et dont je vais faire une seule classe, dussent, d'après leur marche quelquefois aiguë, être exclues du cadre des maladies dont j'ai résolu de m'occuper , comme souvent aussi elles prennent une marche irrégulière et chronique, et durent, dans certains cas, autant de mois que de jours dans d'autres, et vu que d'ailleurs elles sont peu communes , j'en vais faire une seule classe, sous le nom d'éruption vésiculaire, et, sous cette dénomination, je comprendrai la phlicténoïde et l'érithmoïde. Les dartres miliaire et urticaire se rapprochent trop des deux précédentes, pour constituer une espèce particulière. De toutes ces variétés d'éruptions, la dartre phlicténoïde se rencontre le plus communément. Comme elles dépendent toutes d'un dérangement dans la constitution, leur invasion est toujours accompagnée d'une fièvre aiguë qui dure pendant deux ou trois jours. Le malade éprouve une sensation de picotement ou de fourmillement, souvent accompagnée d'une douleur de tête gravative, surtout si la fièvre est forte. Les vésicules, tantôt couvrent le corps entier et deviennent confluentes ; d'autres fois seulement la ceinture, sous le nom de zoster. La marche des vésicules a cela de particulier, qu'elles ne se montrent point simultanément, mais se succèdent les unes aux autres. Leur exsiccation s'opère également d'une manière progressive. La sérosité qui les remplit et

qui prend souvent une teinte plus ou moins fon-
cée, acquiert une telle densité, qu'elle ne s'échappe
pas facilement par une petite ouverture. Quand
la dessication a lieu, il se forme alors une croûte
jaune et même noirâtre qui, en tombant, laisse
la peau d'un rouge très foncé et d'une irritabilité
considérable.

Je vais aussi faire mention, dans cet endroit,
d'une éruption moins commune que les précédentes, et qui a, avec elles, de grands rapports
de ressemblance, à la fièvre près. Dans son état de
bénignité, quand elle attaque les enfants pendant la dentition, elle ne présente aucun symptôme capable de faire réclamer les secours de la
médecine. Mais si son invasion est précédée
d'un état de langueur, si un grand état d'affai-
blissement, l'intempérance ou l'âge avancé du
sujet, une complication de scorbut et d'hydro-
pisie viennent encore ajouter à sa gravité, elle
devient alors une maladie longue et même dangereuse. Les femmes sont encore sujettes à l'éruption d'une large vésicule qui, s'étendant rapidement, se rompt, et est suivie pendant huit ou dix
jours d'autres vésicules. Mais cette affection peu
importante cède facilement aux toniques pris in-
térieurement, et aux lotions emmollientes.

Espèce cinquième. — Dartre tuberculeuse.

Si l'énumération des affections herpétiques qui précèdent nous a fourni une occasion trop légitime de gémir sur le sort de la triste humanité, surtout quand on vient à considérer l'insuffisance des moyens curatifs, de quelle horreur, de quel désespoir n'a-t-on pas lieu d'être saisi au tableau déchirant des maladies que nous présente cette dernière classe? Dans les affections précédentes, le système dermoïde a été tourmenté, sa couleur altérée; mais dans celle qui va nous occuper, son tissu labouré d'ulcères profonds, tantôt dévoré par une sécrétion corrosive, tantôt tuméfié par un fluide désorganisateur, fera perdre à l'espèce humaine l'empreinte de sa dignité, pour la confondre avec les animaux dont cette affreuse maladie lui fait prendre les traits.

La classe des maladies tuberculeuses comprend l'acné, dont l'expérience offre une variété assez considérable, et dont les espèces principales peuvent se réduire à celles-ci, savoir : L'acné simplex, punctata, indurata, et rosacea. Cette éruption, qui attaque de préférence le front, le nez, les pommettes et même le menton, a une marche d'une lenteur toute particulière. Son irrégularité n'est pas moins remarquable. En effet, l'apparition des boutons est tellement alternante, que sur la même figure on en peut observer dans leur commencement, d'autres dans leur développement complet, d'autres enfin sur leur déclin, c'est-à-dire réduits en croûte, manière ordinaire de se terminer dans cette maladie. La démangeaison dont elle est accompagnée, est une des souffrances les plus insupportables que l'on puisse imaginer, la nuit surtout où la chaleur du lit détermine le sang à la partie affectée. Ceux qui ont éprouvé l'atteinte de ces maladies, reconnaîtront facilement la vérité de ce que j'avance. Les autres pourront s'en convaincre dans les observations ci-jointes.

Les personnes chez lesquelles existe la prédominence du tempérament sanguin, sont surtout sujettes à ce genre d'éruption. L'espèce nommée *indurata*, se rencontre le plus souvent chez les personnes d'un tempérament bilieux, et prennent alors le nom de boutons hépatiques.

Tout ce qui a une influence immédiate sur le système vasculaire, tels que l'abus du vin et des liqueurs fortes, un dérangement gastrique, des boissons glacées quand la chaleur du corps est considérable, sont des causes qui favorisent le développement de cette maladie. Elle se rencontre souvent cependant chez des personnes qui ne sont nullement coupables des causes excitantes dont je viens de parler : il faut alors la rapporter à une prédisposition héréditaire, à une faiblesse du tissu de la peau, dont la résistance n'est point en rapport avec la force impulsive des vaisseaux sanguins sur la figure, où toutes les passions de l'âme en s'y peignant, déterminent une irritation toute particulière.

Je passe enfin à l'espèce de maladie la plus formidable de toutes celles qui nous ont occupé jusqu'à ce moment, je veux dire le lupus, ou d'après d'autres auteurs, la dartre scrofuleuse rongeante. Elle attaque ordinairement la face, de préférence à toute autre partie du corps, quoique ce ne soit pas toujours une marche uniforme ; elle affecte particulièrement la forme circulaire, détruit tous les tissus de la peau, ne respecte pas même les cartilages du nez. La douleur que fait éprouver cette éruption, n'est point du tout en rapport avec les ravages qu'elle exerce. Une sensation de cuisson brûlante constitue la plus grande partie de la souffrance qui l'accompagne. Si la maladie cède à quelque remède, ce que j'ai vu rarement arriver, si ce n'est à celui que je propose, les cicatrices sont profondes et laissent sur la peau les traces d'une difformité ineffaçable. Comme dans les autres maladies de la peau, le système général semble ne souffrir en rien de cette affection.

(24)

L'éléphantiasis n'étant point une maladie de
nos climats, je me bornerai à dire quelques mots
sur quelques points de ressemblance qui ratta-
chent à cette maladie certaines éruptions de l'espèce écailleuse. Ces points de ressemblance ne
se rencontrent même que dans des cas d'une gravité toute particulière, et se trouvent dans le
gonflement des lobes de l'oreille, dans les ger-
çures profondes dont est sillonné le système dermoïde qui, soulevé par une tuméfaction fort
étendue, forme des plaques d'une dimension à
recouvrir des membres entiers, excepté les plis
des articulations; mais la présence d'une sensibilité très grande, le degré de gonflement qui
est bien éloigné de l'enflure adunateuse de l'éléphantiasis, établiront toujours une très grande
différence entre ces deux affections.

Doit-on guérir les Dartres ?

Avant de passer à l'examen des moyens curatifs les plus généralement adoptés, je crois devoir résoudre cette question que l'on se fait tous
les jours, et par-là calmer les craintes assez bien
fondées, au premier abord, que l'on a de troubler
par cette guérison la marche de la nature qui,
par une espèce d'effort critique, cherche à dé-

barrasser la constitution d'un principe funeste à l'économie animale. En effet, les résultats de prétendues guérisons, qui ne sont que de véritables métastases, sinon toujours mortelles, au moins constamment suivies d'un grand dérangement dans la santé, sont bien propres à faire regarder toute éruption comme un émonctoire naturel qu'il faut respecter. Dans cette hypothèse, une médecine perturbatrice qui voudrait supprimer ce moyen de salut, mériterait les plus justes reproches ; et je n'hésiterais pas à me déclarer contre toute espèce de traitement qui tendrait à contrarier la nature, au lieu de seconder ses efforts conservateurs. Par conséquent tout remède, pour être bon, doit opérer de manière à favoriser l'issue de ce principe destructeur, au lieu d'en pallier momentanément les accidents. Et c'est cette qualité essentielle du traitement que je propose, qui me l'a fait adopter.

En voulant pleinement rassurer les craintes que des personnes timides peuvent avoir sur les dangers d'une guérison dans les maladies de la peau, craintes qui ne sont motivées que par une pratique que je réprouve ; que ne puis-je frapper de terreur celles qui, victime de la mode et de la coquetterie, ont constamment recours à l'usage de cosmétiques meurtriers, et portent par-là les atteintes les plus funestes à leur santé, je pourrais même dire à leur existence ! car je ne doute pas que la rétropulsion de boutons sur la figure, par toutes ces lotions astringentes qui se débitent chez nos parfumeurs, n'envoie, par une mort prématurée, une foule de femmes au tombeau.

Après avoir établi, je crois, d'une manière concluante, la nécessité de procéder à la guérison par une méthode qui ne puisse en aucune manière compromettre la constitution générale, il me semble superflu d'insister sur les avantages qu'il y a en ayant promptement recours aux moyens convenables pour l'opérer, avant qu'un délai trop prolongé ne la rende plus difficile. Les ravages que font sur la peau ces affreuses maladies, la difformité qui les accompagne ou leur succède, surtout si la figure en est le siége, les démangeaisons inouïes, qui font un supplice des moments les plus doux et destinés par la nature à la réparation des forces, tout doit, ce me semble, contribuer à décider un malade à se délivrer d'un pareil fléau, surtout d'après la conviction où il doit être de l'absence de tout danger. Ce parti devient d'autant plus indispensable, qu'on ne peut assigner les limites dans lesquelles se renfermera une éruption qui, si on n'en arrête les progrès, envahit bientôt toutes les parties du corps, et devient rebelle aux remèdes en proportion de son degré d'intensité et de sa durée.

Sur le siége des Maladies dartreuses.

Je crois ne pas devoir passer sous silence une question sur laquelle il y a eu long-temps diverses opinions, et sur laquelle il me paraît de la plus grande importance d'avoir des idées fixes et positives. En effet, ce n'est point là une de ces recherches oiseuses dont le résultat ne doit que satisfaire une vaine curiosité. Comme l'opinion de chaque praticien doit nécessairement influer sur le mode de traitement qu'il emploie, il est dans les intérêts du malade et du médecin que cette opinion soit fondée sur une base solide, et non hypothétique. Les partisans de la médecine humorale, ont toujours vu, et voient peut-être encore, la cause de toutes les maladies dans la dégénérescence des fluides. Ils ne manquent pas, par conséquent, de rapporter à ce principe général la cause des maladies de la peau. Dans cette hypothèse, des torrents de tisanes, décorées du nom pompeux de substances altérantes dépuratives du sang, ont été versés dans l'estomac pour opérer le grand œuvre d'une régénération universelle.

Il est superflu de mentionner que le résultat d'une semblable pratique est, le plus communément, de laisser la maladie au même point,

mais non sans avoir détérioré les forces diges-
tives de l'estomac et porté une atteinte funeste
à toute la constitution. Les progrès qu'ont faits
depuis les connaissances physiologiques, ont dé-
terminé depuis long-temps à rejeter ces notions
surannées qui, faisant prendre l'effet pour la
cause, avaient introduit une thérapeutique aussi
compliquée qu'inefficace. Une connaissance plus
profonde de l'économie animale a fait rapporter ces maladies, comme bien d'autres, au dérangement organique du système qui en est le
siége.

En mettant en avant que chaque système est
sujet à des affections propres à son mode d'organisation, et à son genre de fonctions, je ne
prétends pas révoquer en doute les rapports de
sympathie qui existent entre tous les systèmes,
et isoler des fonctions entre lesquelles il existe
une dépendance réciproque et incontestable.
L'expérience journalière démontre d'une manière
trop frappante l'existence de cette dépendance
dans toutes les affections morbifiques auxquelles
est sujette l'économie animale. En effet qui n'a
pas observé que si les fonctions assimilatrices de
l'estomac sont dérangées, aussitôt le système
dermoïde en ressent les effets, et que réciproque-
ment si le système dermoïde reçoit quelque
atteinte nuisible à son économie, la constitution

générale ressent bientôt l'effet du dérangement local.

Ainsi la dépendance mutuelle où sont tous les systèmes divers de l'économie , est bien prouvée ; mais en outre ils sont sujets , comme je l'ai déjà dit, à des maladies particulières à leur mode d'organisation et au genre de leurs fonctions. Ainsi l'appareil respiratoire , l'organe sécréteur de la bile , les glandes ont leurs maladies propres , de même le système dermoïde est le siége des maladies qui nous occupent. Centre de communication entre les capillaires artériels et les absorbants, c'est dans son tissu que s'exécute l'importante fonction de la transpiration. Doué d'une sensibilité exquise par le développement des houppes nerveuses qui établissent ses relations avec les objets extérieurs , également sujets à ressentir les effets des émotions morales , à quelle foule de dérangements ne doit pas être exposé un organe aussi compliqué ? D'après cela je ne balance pas à dire que de toutes les maladies qui attaquent l'économie animale , les trois quarts et demi sont dus à un dérangement dans ses fonctions. On ne doit plus s'étonner, d'après cela, si les maladies de la peau sont si multipliées , et si leurs nombreuses complications doivent rendre une guérison difficile.

Il est encore une cause d'erreur sur le siége

des maladies *dartreuses*, coutre laquelle je dois mettre en garde tout lecteur qui n'est pas méde-cin, erreur d'autant plus excusable que toutes les apparences tendent à la justifier. Je veux par-ler du phénomène des métaslases des éruptions dartreuses. En effet, sans une connaissance du système lymphatique, ce réseau merveilleux qui, après avoir formé une enveloppe sur toute la surface du corps, pénètre dans toutes les cavités en se croisant, s'entrelaçant, s'anastomosant, établit un moyen immédiat de communication entre les parties les plus éloignées du corps, charie d'une partie dans une autre les humeurs, dont un nouveau mode de stumulus le pénètre sans que la circulation du sang participe en rien à cette opération, qui ne serait tenté d'attribuer à cette circulation générale un phénomène aussi étonnant qu'il est bien constaté.

Ce mode de transmission du principe herpé-tique bien établi, il ne peut plus y avoir de doute sur un genre de traitement propre à agir exclusivement sur ce même système, et qui obéissant à la même loi générale, ne peut man-quer, sur quelque surface qu'il soit appliqué, de parcourir toutes les ramifications les plus fines du système lymphatique. Les avantages qu'il offre de ne fatiguer ni l'estomac, ni les intestins, lui méritent une préférence dont on sera facilement convaincu, quand nous en viendrons à examiner ses effets d'une manière plus particulière. Mais avant d'en venir à cet examen, je vais, comme je l'ai annoncé, jeter un coup-d'œil rapide sur les moyens curatifs le plus communément employés.

Considérations sur les Méthodes de traitement employées pour la guérison des Dartres.

Les remèdes auxquels la pratique a le plus ordinairement recours, se divisent en remèdes internes et en remèdes externes. Entre les remèdes internes se rangent tous ceux qui, pris dans le règne végétal, sont connus pour exercer une grande influence sur les exhalants et provoquer des sueurs abondantes. Parmi ces substances se trouvent les bois sudorifiques, plusieurs racines amères, l'écorce de l'orme pyramidal, la douce amère, la pensée sauvage. Ceux que fournit le règne minéral et propres à remplir la même indication, sont plusieurs préparations d'antimoine, de mercure, et même d'arsenic; le soufre, soit en substance et pur, soit dans un état de combinaison et de solution dans les eaux minérales.

Parmi les remèdes externes, les bains doivent tenir le premier rang. La pratique moderne en a introduit une nombreuse variété, tels que les bains de vapeur , soit aqueuse , sulfureuse ou alcaline; les bains d'eau avec sulfure de potasse, les douches, les bains oléogélatineux , etc. , etc.

Plusieurs médecins font aussi un usage fréquent de diverses lotions préparées avec différents oxides métalliques , tels que les oxides de mercure , de zinc , de bismuth ; d'autres font entrer ces mêmes substances métalliques dans des cérats, des pommades qui souvent, à la vérité, paraissent opérer des guérisons rapides , mais dont l'emploi est suivi du plus grand danger, par la crainte d'une rétropulsion funeste.

Profitant de l'exemple qu'en a laissé Ambroise Paré, plusieurs médecins , dans l'intention de changer le mode d'action des vaisseaux sécréteurs de la partie affectée , ont recours aux applications réitérées d'un vésicatoire sur la partie malade. D'autres enfin, plus hardis et toujours dans les mêmes vues , ont recours , soit aux lotions corrosives avec l'acide muriatique plus ou moins étendu , soit à l'application réitérée de la pierre infernale ; on a même été jusqu'à employer les escarotiques les plus violents , tels que le topique de Pluncket, remède appliqué dans l'origine aux affections cancéreuses.

Quant au résultat de ces diverses méthodes de traitement , je vais rendre compte de ce que j'ai pu recueillir avec toute l'impartialité qui sied à un homme ami de la vérité et des sciences exactes. Avancer que ces moyens curatifs n'opèrent aucune guérison complète, serait réclamer pour mon traitement un mérite exclusif auquel je suis bien loin de prétendre. Cependant le rapport des nombreux malades que je vois tous les jours, m'autorise à dire que si des affections légères ont quelque fois cédé aux moyens que je viens d'énumérer, le nombre de celles qui leur résistent est beaucoup plus grand. En effet il n'y a pas un de tous les malades qui s'adressent à moi, qui n'ait auparavant, pendant des mois et même des années, épuisé tous ces moyens curatifs, soit dans la pratique particulière, soit à l'hospice St.-Louis. Cependant le talent des médécins de cet intéressant établissement, les soins méthodiques avec lesquels tous ces secours y sont administrés, sont très bien faits pour leur assurer tout le succès dont ils sont susceptibles.

Dans le nombre des moyens qu'on y adopte, et dont l'usage a été introduit dans la pratique particulière, je ne puis m'empêcher d'en signaler un dont l'emploi excite, chez les femmes surtout, le plus vif ressentiment ; je veux parler des lotions ou applications corrosives. La douleur qu'elles occasionnent, quoique cruelle au rapport de quelques personnes, n'eût laissé qu'une

impression passagère, si l'on avait trouvé un dé-
dommagement dans la guérison. Mais quand à ces
douleurs affreuses et à des cicatrices, source
d'interprétations cruelles pour l'amour-propre,
se joint encore le regret d'une souffrance infruc-
tueuse, un procédé plus doux ne peut manquer
de mériter la préférence, surtout quand on saura
que loin de causer aucune douleur, il calme au
contraire les démangeaisons ou les cuissons s'il
en existe, et qu'au précieux avantage de ne
laisser aucune cicatrice, il joint encore celui d'un
succès généralement certain.

* * *

*Je passe maintenant à l'application du Remède
qui constitue le traitement par absorption
cutanée* (1).

Toutes les indications à remplir peuvent se
réduire à ces deux principales : débarrasser le
système lymphatique général du virus herpétique, et corriger le mode vicieux de sécrétion

---

(1) Le public trouvera peut-être extraordinaire qu'après
m'être tellement étendu sur les avantages du mode de traitement que je propose, et avoir produit tant de preuves de son
efficacité, je ne m'empresse pas d'en faire jouir la société en
en faisant connaître la composition. Personne plus que moi
n'est pénétré de l'obligation d'être utile à ses semblables. Je

de la partie affectée. Je vais tâcher de démontrer que ces deux indications sont remplies par le traitement indiqué ci-dessus. Je suppose d'abord le malade à l'abri de toutes les causes excitantes décrites dans un autre endroit, et placé sous tous les rapports dans les circonstances les plus favorables à l'action du remède. Dans cet état de choses, si le sujet, par sa jeunesse et sa constitution, annonçait une pléthore sanguine, il sera à propos de procéder par une bonne saignée du bras. S'il présentait au contraire les symptômes d'un embarras gastrique, un vomitif, suivi d'une médecine, dissipera cette complication qui pourrait contrarier la marche du traitement. Quand le malade a été ainsi préparé, on lui

---

regarde cette obligation comme religieuse et sacrée pour tout homme, mais surtout pour un médecin ; et c'est pour y satisfaire, au moins en partie, que j'offre au public ce petit ouvrage, destiné à faire connaître l'existence du remède, les ressources qu'il présente, et les heureux résultats que j'en ai déjà obtenus. Je serai toujours disposé à remplir cette obligation tout entière quand des observations plus nombreuses, et des résultats encore plus multipliés, m'auront mérité de la part d'un gouvernement toujours occupé du bien général, une attention acquise par des succès répétés et non équivoques, et quand ce même gouvernement, convaincu de l'utilité de ce mode de traitement, avisera aux moyens convenables pour lui donner toute la publicité que son importance lui paraîtra mériter.

3..

applique sur le dos un emplâtre d'une dimension relative à son âge et à sa force, dans lequel
entrent les ingrédients qui constituent le remède ,
et dont la combinaison est propre à-la-fois à
agir sur les vaisseaux lymphatiques, les glandes ,
les exhalants et les absorbants, ranimer leurs sécrétions , chasser par tous les émonctoires le
principe herpétique, et répandre une nouvelle
vie dans toute l'économie. Sitôt que les circonstances le permettent, outre cette application
dont l'effet doit être général, on en fait une autre
composée des mêmes substances sur la partie affectée, pour y remplir le but que l'on se propose
dans l'usage des vésicatoires', des lotions corrosives , c'est-à-dire de changer le mode d'action des
vaisseaux sécréteurs de la partie. Les applications
qui recouvrent ces surfaces , en maintenant la
peau dans une espèce de bain de vapeur , faci-
litent l'absorption des substances médicinales qui
les recouvrent. Sitôt qu'elle s'établit, ce qui est plus
ou moins long, et suivant la température de l'air,
l'effet du remède se manifeste par une éruption
considérable de boutons qui suivent une marche
rapide dans leur développement et leur suppuration, et dont le renouvellement et la durée sont
proportionnés à la gravité et à l'ancienneté de la
maladie. L'éruption même ne se renferme pas
dans les limites de l'application , mais envahit

souvent tout le corps ; il faut renouveler les applications tant que dure l'éruption ou le suintement de la partie, car souvent le remède produit
son effet en agissant d'une manière différente.
L'apparence d'une peau saine annonce la terminai-
son de la maladie et le moment de cesser les applications, qui pourraient au reste être prolongées
sans inconvénient. Une irritabilité de la peau plus
ou moins grande donne quelquefois lieu à des
accidents alarmants en apparence, tels qu'une
enflure considérable de la partie, un développement de cloches remplies d'une sérosité abondante, et accompagnées d'une inflammation assez
forte ; mais ces accidents ne sont jamais de
longue durée , et n'entraînent avec eux aucune
espèce de danger. J'ai déjà dit qu'au lieu de laisser après lui aucune cicatrice, ce moyen curatif
possède l'inestimable avantage d'éclaircir et
d'améliorer l'état de la peau. Plusieurs malades
m'ont même assuré avoir fait disparaître la rou-
geur et les rugosités d'anciens vésicatoires , par
des applications dont le but n'était dans le principe que d'agir par absorption. On sent aisément
l'importance de cette manière d'agir , surtout
quand la figure est le siége de la maladie. Combien de personnes ai-je entendu exprimer les
plus vifs regrets de n'avoir pas eu d'abord recours à ce mode de traitement, qui leur eût épar-

gné bien des souffrances et une difformité ineffaçable.

Comme on aura l'occasion, dans les observations ci-jointes, de remarquer les différentes manières d'agir du remède, je me dispenserai d'entrer ici dans de plus grands détails. J'ai déjà fait observer que l'effet permanent de ces applications était de déterminer, du centre à la circonférence, tout principe caché dans le système lymphatique, et de là exerçant sur toute la constitution une influence pernicieuse. Il ne sera pas difficile de conclure de cette manière d'agir, l'utilité dont peut être ce remède dans toute espèce de répercussions. Quelques observations frappantes prouveront le succès dont son emploi a été suivi dans ces sortes de cas.

Tout en déplorant les souffrances qu'occasionnent plusieurs des moyens curatifs les plus suivis, je suis bien loin de revendiquer pour le mien le privilège exclusif d'opérer une guérison sans aucune espèce d'inconvénient ou de malaise. La médecine offre peu de secours qui soient entièrement exempts de désagrément ; je préviens donc le malade que ce remède excite souvent des démangeaisons violentes, quelquefois même cette espèce d'agitation qui précède les grandes éruptions. Cet état cependant, tout pénible qu'il peut être, est encore, au rapport de tous, préfé-

rable aux démangeaisons de la maladie même,
puisque celles que le remède cause ne sont pas
toujours très fortes, et dans tous les cas ne sont
que passagères. Il est encore un point sur lequel
je dois rassurer le malade, je veux dire le danger qui est nul, quelque alarmants que puissent
être les symptômes qui se manifestent dans des
cas, à la vérité fort rares, mais enfin qui peuvent
se présenter, et sur lesquels je dois d'avance tran-
quilliser une imagination prompte à s'effrayer.

Mon lecteur est sans doute étonné de ce que,
jusqu'à présent, je n'ai aucunement parlé de
bains, moyen héroïque et universellement adopté. Loin de les recommander, j'en interdis l'usage
pendant le traitement, à moins que quelque circonstance particulière ne me fasse déroger à
cette règle. Pour calmer l'étonnement que doit
naturellement exciter une défense semblable,
et obtenir une obéissance plus facile en la moti-
vant, il me suffira de faire connaître au malade
que les parties constituantes de l'emplâtre étant
de la plus grande volatilité, qualité nécessaire
pour les faire pénétrer partout, elles s'échappe-
raient infailliblement par les exhalants de la peau
relâchée par des bains, et cela sans avoir détruit
le principe herpétique. L'introduction et le sé-
jour des substances médicamenteuses dans le
système, étant une condition indispensable pour

opérer la guérison, tout ce qui en favoriserait la trop prompte issue, soit par des sudorifiques ou des purgatifs, ou bains, contrarierait et peut-être détruirait son effet.

Le temps qu'exige un traitement pour opérer une guérison complète, est un point trop intéressant pour celui qui souffre pour ne pas en parler. On sent bien qu'on ne peut absolument assigner un terme à une guérison qui dépend de la gravité, de l'ancienneté et des complications accidentelles de l'affection ; mais pour prendre un terme moyen , le fruit d'une expérience journalière me permet d'avancer que trois mois suffisent en général. Le premier mois suffit quelquefois pour calmer les plus graves symptômes, mais il ne faut pas se laisser séduire par ce mieux rapide pour se relâcher d'une constance nécessaire au succès complet. Tout au reste contribue à l'inspirer dans les progrès rapides que fait tous les jours la guérison, et dans le bien-être général qui succède au tourment propre à cette maladie.

Conduite à tenir par le Malade pendant le traitement.

Le régime doit être nourrissant, mais il faut éviter tout ce qui est trop stimulant, comme vin pur, café , liqueurs , etc., ainsi que les légumes crus, comme salades, les fruits non cuits. Les personnes qui digèrent bien le lait peuvent avec avantage en faire leur principale nourriture.

Les vêtements doivent être conformes à la saison , mais cependant plutôt chauds qu'autrement, afin d'être moins exposé aux suites de changements subits de température , circonstance contre laquelle on ne peut trop prendre de précautions; car une partie frappée d'un froid subit, devient un point d'irritation qui change l'action du remède et conduit à des accidents auxquels il est cependant aisé de remédier, mais qu'il est préférable de prévenir.

Le traitement n'empêche nullement de continuer le genre d'exercice auquel on est accoutumé ou le genre d'occupation dépendant de l'état que l'on exerce, pourvu que dans l'un et l'autre cas on évite le froid et l'humidité, et surtout les transitions subites d'une température à l'autre : chose dangereuse dans tous les temps, mais surtout pendant le travail d'un semblable remède.

Je ne puis indiquer ici tous les médicaments accessoires que j'emploie, puisque la nature du cas peut seule en décider le choix ; mais les principaux sont quelques sudorifiques, si la saison et le grand froid gênent ou arrêtent la transpiration cutanée, et quelques légers laxatifs pour entretenir la liberté du ventre si le cas l'exige, et les préparations qui peuvent concourir à déterminer le vice herpétique à la surface.

***

Observations sur les Maladies de la Peau, traitées par la méthode du traitement par absorption cutanée.

Je ne citerai qu'un nombre peu considérable de cas, pour faire connaître l'application du traitement en question. Quand le plan que j'ai adopté ne m'en imposerait pas la loi, j'en trouve une double nécessité, et dans le peu de variété que peut fournir une pratique particulière, quelque étendue qu'elle soit, et dans le silence que je suis obligé de garder sur un grand nombre d'observations dont les sujets se refusent à toute espèce de publicité. Pour mettre toute la clarté possible dans un sujet naturellement assez embrouillé, ces observations seront prises dans chacune des cinq espèces auxquelles j'ai réduit celles de ces maladies qui se rencontrent le plus communément, et dans le même ordre que celui que j'ai suivi dans cette classification.

***

Première observation *relative à la Dartre boutonneuse.*

Quoique par suite des circonstances dont on sera instruit ci-après, cette observation n'ait pas eu un résultat positif, je crois cependant devoir saisir cette occasion de dire quelque chose sur cette première variété de l'espèce de dartre boutonneuse.

Connue sous le nom de strophule, gourme ou feu de dents, elle est en effet due au travail de la dentition ; et pour cette raison, je l'aurais abandonnée, comme je conseille de le faire, aux seules ressources de la nature, en recommandant toutefois l'air de la campagne que j'ai vu constamment réussir dans ces cas. Mais les symptômes non équivoques d'une maladie de la peau chez la mère, et l'existence de la même maladie au plus haut degré d'intensité chez la grand'mère, firent, avec raison, supposer que le principe herpétique jouait un grand rôle dans l'affection dont l'enfant était la victime.

Cet enfant, âgé de deux ans, d'un tempérament lymphatique, comme sa mère, fut, presque dès sa naissance, attaqué de cette éruption boutonneuse, accompagnée d'un suintement considérable et d'une démangeaison affreuse. Elle occupait presque tout le corps, mais surtout les extrémités supérieures et la figure, où, par leur rapprochement et leurs croûtes épaisses et sanguinolentes, les boutons formaient un masque hideux. La souffrance que la chaleur du lit occasionnait au petit malade, était si vive, qu'il passait les nuits dans les cris et les angoisses. On était obligé de veiller auprès de lui, de lui attacher les mains pour qu'il ne se mît pas la figure en sang. Sa santé générale était d'ailleurs assez bonne. Toutes ces circonstances réunies déterminèrent les parents à tenter mon traitement, quoique l'indocilité de cet âge m'offrît peu l'espoir d'une persévérance nécessaire à son succès. Je cédai cependant à leurs sollicitations, ne doutant pas de porter quelque soulagement à un état si pénible. Je n'ai pas besoin de dire que tous les moyens ordinaires avaient déjà été épuisés et sans effet.

Des applications furent faites d'abord sur les deux bras. Dès ce moment, cessation de toute démangeaison, et l'enfant éprouva un calme qui lui était depuis long-temps inconnu, par conséquent sommeil parfait. L'état de sa figure et de la santé générale parut même s'améliorer à proportion que le remède provoquait la suppuration des parties malades. Cependant après qu'on avait changé le siége des applications, l'éruption qui, en apparence complètement éteinte, laissait une peau saine, reparaissait bientôt avec les mêmes symptômes qu'auparavant. Des applications furent entretenues sur diverses parties du corps avec un semblable résultat pendant deux mois. Mais le froid rigoureux de la saison (c'était en décembre et janvier 1819), l'impossibilité de tenir chaudement un enfant naturellement indocile et gâté, un déménagement embarrassant pour ses parents, gens d'un commerce étendu, en faisant négliger l'enfant, contrarièrent tellement la marche du traitement, que je conseillai d'y renoncer et d'envoyer l'enfant à la campagne: ce qu'ils firent. Cependant les parents n'ont pas moins reconnu avec moi que le soulagement procuré par le remède, avait été considérable, malgré toutes ces contrariétés; et ils ne doutaient pas que sa guérison n'eût été complète, si la saison et les circonstances eussent été plus favorables. Ce succès est d'autant plus certain, que la mère et la grand'mère ont retiré du traitement les plus grands avantages, sans pouvoir cependant être le sujet d'une observation.

DEUXIÈME OBSERVATION.

Madame Élisa B...., à Lésigny en Brie, d'un tempérament bilieux lymphatique, passa sa jeunesse sans aucune maladie digne de notice. Elle devint mère à l'âge de dix-huit ans. Il y avait quatorze mois qu'elle nourrissait son enfant, quand une chute, dans un fossé plein de neige, supprima son lait. Aussitôt tout son corps, et surtout sa figure et sa poitrine, furent couverts d'une éruption de gros boutons d'un rouge livide, accompagnés d'une fièvre violente, d'élancements douloureux, de crampes d'estomac et d'étourdissements. Cet état de souffrance qui dura trois semaines, ne l'empêcha pas de devenir enceinte pour la seconde fois. Alors cette éruption s'éteignit graduellement, ainsi que les accidents qui l'accompagnaient. La grossesse ni les couches n'offrirent rien de remarquable, si ce n'est que quelques jours après un coup d'air lui donna le poil. La sécrétion du lait qui d'abord avait été diminuée par cet accident, se rétablissait peu à peu, quand, quinze jours après ses couches, le feu prit à sa maison ; c'était en octobre 1818. Une suppression des vidanges, et un nouveau trouble dans la sécrétion du lait, furent le résultat de la frayeur et du froid qu'elle éprouva en étant transportée hors de sa maison dans une couverture de laine.

Ces accidents commençaient à céder à un allaitement continué avec assiduité, quand la mort de son enfant la priva de ce moyen de salut. N'ayant pris aucunes précautions contre son lait, elle éprouva une foule d'accidents tels qu'une toux violente avec expectoration redoublant d'intensité avant et après les règles, qui se rétablirent, mais avec des douleurs affreuses. Le ventre resta dur, balonné, volumineux ; l'estomac, sujet à des spasmes fréquents ; les digestions devinrent pénibles ; une pâleur et un amaigrissement général donnaient les plus vives inquiétudes sur sa position, quand on réclama mes soins pour elle ; c'était vers la fin d'avril, c'est-à-dire six mois après l'invasion de la maladie. M. le docteur Bougon , avec lequel je donnais alors des soins à madame de Rougeville, en son château, a été témoin du traitement dont je parle et du résultat. Une application de six pouces de largeur fut faite entre le creux de l'estomac et le bas-ventre. La malade supporta avec peu de patience les démangeaisons qui furent très violentes , et que suivit une éruption considérable de boutons, tant sous l'application qu'alentour.

Au bout de quinze jours, il s'établit un écoulement considérable et laiteux de la matrice qui dura six jours. La toux et les douleurs d'estomac voulurent se faire sentir , mais se dissipèrent de suite. Les applications furent renouvelées. Quinze jours après, il se développa une véritable fièvre

de lait, au grand étonnement de la malade ;
les seins se gonflèrent, le lait s'en écoula avec
la même abondance et les mêmes sensations que
si les couches venaient d'avoir lieu, ce qui lui
causa les plus vives alarmes. On la rassura cependant, et on lui enjoignit seulement les précautions requises à une époque à laquelle elle
paraissait être reportée par le remède. En effet,
après cette espèce de fièvre, les lochies s'éta-
blirent, et à-peu-près quinze jours se passèrent
dans ces sortes de sécrétions. Il se manifesta
aussi une éruption générale avec de grandes démangeaisons. La malade effrayée attendait avec
inquiétude le résultat d'une aussi étrange révo-
lution. Mais quelle fut sa satisfaction de voir son
ventre réduit à sa dimension ordinaire, sa toux
disparaître sans retour, son estomac recouvrer
ses fonctions, la santé avec son coloris éclaircir
son teint, jadis couleur de cire sale. Quelques
applications auxquelles il n'a pas été difficile de
la persuader, ont complètement dissipé l'éruption. Les règles, survenues à leur époque, et
plus abondantes qu'avant, n'ont plus été suivies
des accidents ordinaires qui les accompagnaient.
Son appétit s'est parfaitement rétabli ainsi que
sa santé générale, après un traitement d'environ
deux mois.

TROISIÈME OBSERVATION.

Mme. Benoît, propriétaire à Lésigny en Brie, âgée de 32 ans, d'un tempérament bilieux lymphatique, fut, en 1815, à la suite d'un sevrage, attaquée d'une éruption boutonneuse qui se répandit à-peu-près sur toutes les parties du corps. Mais en plusieurs endroits, et sur les cuisses surtout, les boutons situés entre cuir et chair n'étaient sensibles que par la démangeaison insupportable qui les accompagnait. Elle fut saisie, à la même époque, de fréquentes palpitations et d'un étouffement considérable. A la perte de l'appétit succéda bientôt un état de langueur générale ; l'éruption faisant toujours des progrès, finit par se manifester sur les parties sexuelles avec un tel sentiment de prurit, que le lit lui devint insupportable, surtout dès que la chaleur se faisait sentir. Alors elle était obligée de se lever, même dans la saison de l'hiver, pour que le froid lui procurât un calme que la chaleur du lit faisait bientôt disparaître. Rien ne pouvait égaler l'état pénible où elle était quand elle s'adressa à moi. Il est inutile de faire mention des remèdes nombreux qu'elle avait tentés, il suffit de dire qu'elle n'en avait pas même éprouvé un soulagement passager.

Le 10 mai 1819, après une préparation préli-
minaire, les parties furent recouvertes d'une application adaptée à la nature de l'endroit. Dès ce
moment, cessation totale de l'insupportable démangeaison qui faisait son tourment, par conséquent sommeil parfait. Dix jours après, outre
cette première application qui fut entretenue et
renouvelée, j'en fis deux autres larges à la partie
interne des cuisses. Trois semaines étaient à peine
écoulées, que la santé de la malade éprouva
une amélioration étonnante ; après une suppuration considérable aux parties, et une exfoliation
répétée de l'épiderme aux cuisses et qui dura
environ six semaines, les parties affectées furent
complètement guéries. De toute cette éruption il
ne resta plus que quelques boutons sur le ster-
num, que quelques applications firent bientôt
disparaître ; quelques remèdes altérants pris in-
térieurement pendant le traitement, quelques
lotions appropriées aux circonstances terminèrent la guérison. Cette observation se passa encore
sous les yeux de M. le docteur Bougon, qui en
vit les progrès et le résultat, qui fut on ne peut
plus concluant.

Cependant sept mois après, la malade s'étant
imprudemment exposée à un froid violent de décembre et à la pluie presque pendant une journée
entière, il se manifesta à l'ancien siége de la

maladie une nouvelle éruption, mais d'une largeur peu considérable et sans démangeaison, et
qui céda en peu de jours à une petite application
dont je lui recommandai l'emploi. Deux ans après
sa guérison, l'ayant rencontrée par hasard, elle
m'informa qu'à l'approche du printemps elle
avait éprouvé aux cuisses quelques légères démangeaisons qui disparurent après l'application
de quelques sangsues qui lui avaient été ordon-
nées à cause des palpitations dont elle avait commencé à se ressentir.

QUATRIÈME OBSERVATION.

Mme. De... âgée de 34 ans, d'une constitution
bilieuse lymphatique, jouit jusqu'à l'âge de sept
ans d'une santé non interrompue. À cette époque
il lui survint aux deux jarrets une petite éruption
écailleuse, accompagnée d'un suintement et d'une
démangeaison considérables. Cette attaque n'eut
cependant pas de suites fâcheuses et disparut entièrement au bout d'un an. À l'âge de vingt-deux
ans, Mme De... eut un érysipèle considérable qui
céda au traitement ordinaire. A vingt-trois ans,
s'étant mariée, elle ne cessa de jouir d'une santé
parfaite, sans cependant devenir mère. A vingt-
sept ans elle eut la rougeole, qui, après avoir

parcouru ses périodes, dégénéra par degrés en un véritable érysipèle chronique dartreux, qui s'empara de toutes les parties du corps sans en excepter la figure, et y développa une foule de petits boutons suivis d'un suintement considérable et de l'exfoliation de l'épiderme, le tout accompagné de cuisson et de démangeaisons insupportables.

Le médecin qui l'avait suivie dans sa rougeole, voyant succéder à cette affection une véritable maladie de la peau, fut le premier à proposer à la malade de voir M. Alibert, qui, de ce moment, lui donna des soins qui semblaient être essentiellement de son domaine. Bains de toute espèce à Tivoli, douches, cataplasmes de farines résolutives, lotions stimulantes avec l'acide muriatique, application de la pierre infernale, cérats astringents, remèdes internes de toute espèce, tout fut essayé non sans un détriment marqué pour la santé de la malade. Si le succès ne fut pas complet, elle ne fut pas cependant sans en retirer quelque avantage. En effet, le corps fut entièrement débarrassé de l'éruption; mais la figure, à son grand désespoir, resta dans le même état.

Fatiguée et découragée du résultat incomplet de tant de souffrances, elle cessa tout remède pendant quelque temps. Cependant les progrès que faisait tous les jours la maladie, et la connaissance de plusieurs guérisons opérées dans des cas aussi désespérés que le sien, la décidèrent à tenter une dernière ressource. Au commencement de l'hiver de 1817, quoique cette saison ne soit pas la plus favorable, elle commença le traitement par absorption cutanée. Après trois mois de persévérance dans les applications tant locales que générales, aidées de tous les moyens accessoires que la nature du cas exigea, la figure et les autres parties du corps n'offrirent plus la moindre trace de la maladie. Elle remarqua cependant que son estomac fut un peu fatigué, sans qu'elle sache précisément à quel traitement elle doit en rapporter la cause. Après avoir joui d'une santé parfaite jusqu'alors, elle eut au printemps de 1820 une petite attaque de son ancienne maladie sur la figure, mais elle fut bien moins considérable qu'autrefois, et céda promptement à quelques applications. D'après les circonstances ci-dessus mentionnées, on peut, à juste titre, regarder cette affection comme constitutionnelle. et par conséquent sujette à des rechutes dont heureusement la malade n'a rien de funeste à redouter, puisqu'elle est sûre de trouver dans le remède une ressource toujours certaine.

CINQUIÈME OBSERVATION.

Mme. B***, âgée de 40 ans, d'un tempérament bilieux sanguin, passa sa première jeunesse sans aucune espèce d'indisposition. Elle devint mère par la suite de plusieurs enfants, sans que sa santé souffrît aucun dérangement. Cependant à l'âge de trente ans, quelques boutons commencèrent à se manifester à la figure. Elle eut de suite recours à M. le docteur Alibert, que je suis obligé de citer dans presque toutes mes observations : la célébrité méritée que lui a acquise son grand ouvrage, lui donne un titre trop bien fondé à la confiance publique pour que l'on ne s'adresse pas de suite à lui. Tous les moyens déjà cités furent employés et sans succès.

La malade, décidée par une autre dame guérie par mon procédé, s'adressa à moi. La maladie cependant avait redoublé d'intensité ; les boutons, plus nombreux sur la figure, gagnaient rapidement la poitrine quand elle réclama mes soins. C'était au milieu de l'hiver de 1816. La première application faite sur le dos et répétée 16 jours après, y détermina une éruption de boutons d'une grosseur considérable. On en fit ensuite sur la poitrine, les bras, avec le même résultat. Enfin la figure en fut recouverte pendant trois semaines; pendant cet espace de temps, il se développa un nombre considérable de grosses pustules, qui après avoir parcouru rapidement leurs périodes, s'éteignirent et laissèrent une peau saine et plus fine même qu'avant la maladie, et sans la plus petite marque. Pendant ce traitement de six semaines, il ne survint aucun accident à la malade, aux démangeaisons près, qui furent excessives dans le dos surtout. La rigueur de la saison la força d'interrompre le traitement que, vu l'ancienneté de la maladie, j'aurais voulu prolonger à trois mois. Aussi un an après eut-elle une petite rechute qui dura peu de temps et céda à quelques applications.

Observations relatives à la Dartre écailleuse.

PREMIÈRE OBSERVATION.

Mme. Le Sueur, cuisinière chez M. de La Tour-d'Auvergne, demeurant alors place du Carrousel, n°. 10, âgée de trente-quatre ans, d'un tempérament bilieux lymphatique, était au moment où elle s'adressa à moi, c'est-à-dire en avril 1820, affectée d'une éruption de l'espèce écailleuse : cette maladie avait commencé à se manifester environ quatre ans auparavant, sur et derrière les oreilles , avec un suintement considérable; sur la tête , où le cuir chevelu était couvert d'écailles sèches , et sur les diverses parties du corps où elle formait de larges plaques d'un jaune sale et cuivré. La malade était en outre , depuis cette époque , sujette à des maux de tête d'une violence telle qu'elle était obligée de garder le lit pendant ces accès qui étaient fort longs et très rapprochés , au point de la rendre incapable de faire son service.

Sa maîtresse dont je suis le médecin depuis nombre d'années , et qui avait vu des exemples du succès de mon traitement , ne cessait de le recommander à la malade , qui, découragée par beaucoup d'essais infructueux , et craignant qu'il ne reussît pas mieux que le reste, opposa long-temps une résistance opiniâtre. Cependant la crainte de perdre sa place finit par opérer cette conviction , et à l'époque ci-dessus mentionnée elle commença son traitement. Une application fut faite sur le dos, les oreilles pansées, en enjoignant de répéter souvent ce pansement qu'une suppuration abondante rendait nécessaire. Au bout de quinze jours l'application du dos fut renouvelée ; la tête, complètement rasée , fut recouverte d'une calotte préparée. Au bout d'un mois les maux de tête disparurent sans retour, la tête et les oreilles furent entièrement nettoyées;

cette teinte sale et cuivrée s'éclaircit à vue d'œil
sur la figure et la poitrine ; l'estomac, jadis lan-
guissant, recouvra ses fonctions. Au bout de deux
mois de traitement par les applications et quelques
remèdes accessoires, sa santé fut parfaitement
rétablie, et n'a depuis un an éprouvé aucune
atteinte, d'après le rapport de ses maîtres qui la
voient encore de temps en temps, quoiqu'elle ne
soit plus chez eux.

DEUXIÈME OBSERVATION.

Mme. Brisbart, demeurant faubourg Pois-
sonnière, âgée de trente et un an, d'un tempérament sanguin lymphatique, fut, dès l'enfance,
attaquée d'une maladie herpétique de l'espèce
écailleuse qui lui fut communiquée par sa mère
qui en était elle-même affectée quand elle la
nourrit. Pendant le temps qui précéda l'époque
de la menstruation, l'éruption resta à-peu-près
au même degré ; mais à cette époque elle re-
doubla d'intensité, circonstance contraire à la
marche ordinaire de la maladie, que l'apparition
des règles fait souvent disparaître sans les secours de la médecine. Sa santé générale ne parut
cependant en ressentir aucune atteinte. Mariée
à vingt ans, elle devint mère à plusieurs reprises,

sans que ses grossesses ou ses couches présentassent rien d'important, si ce n'est l'apparence
d'une petite tumeur ovoïde sur la partie droite
du sacrum, due, suivant son rapport, à un effort.
A sa cinquième couche, qui eut lieu il y a six ans,
cette tumeur, jusqu'alors indolente, acquit bientôt un développement considérable, et enfin
forma un abcès d'une dimension énorme. M. La-
case donna des soins à la malade dans cette
circonstance, fit l'ouverture de l'abcès et les
pansements convenables pendant plusieurs mois
que dura la suppuration. Elle se rétablit enfin,
mais la maladie herpétique n'avait fait qu'augmenter.

Au mois de juin 1820, époque à laquelle
elle se présenta chez moi, les mains, les avant-
bras et partie du bras, les jambes, les cuisses
étaient couverts de larges plaques écailleuses
accompagnées d'une suppuration abondante et
de démangeaisons qui depuis long-temps la pri-
vaient de tout sommeil. Avant de commencer
son traitement, MM. les docteurs Bourdois et
Lerminier, avec qui je m'étais souvent entretenu
de ma méthode de traitement, ayant témoigné
le desir de voir une observation dans son commencement, ses progrès et sa guérison, je leur
envoyai la malade qui, après leur avoir fait connaître son état, commença de suite par deux

applications qui recouvrirent les avant-bras jusqu'au-dessus de la saignée. A une enflure considérable de quelques jours succéda une suppuration énorme. Au bout d'un mois d'applications renouvelées tous les dix jours, l'état d'amélioration des bras permit de s'occuper des cuisses, pour lesquelles on suivit le même procédé avec les mêmes symptômes et le même résultat.

Au bout de trois mois de traitement, la santé de la malade avait éprouvé une amélioration considérable; son teint s'était éclairci, son appétit surtout était devenu extrême, la menstruation fut plus abondante qu'à l'ordinaire, et ses époques plus rapprochées. Près de neuf mois se sont écoulés depuis sa guérison, et le printemps même est arrivé sans aucune rechute. D'après mon invitation, elle s'est de nouveau présentée chez les médecins dont j'ai parlé pour leur montrer l'état présent des parties jadis si malades, et qui sont parfaitement saines, sans laisser apercevoir la moindre marque, chose vraiment étonnante après une telle suppuration. Sa fille, âgée de cinq ans, attaquée de la même maladie, mais à la tête, sous la forme d'une teigne, a été guérie complètement, en deux mois, par le même procédé que sa mère.

TROISIÈME OBSERVATION.

M. Godajer, demeurant rue du roi de Sicile, n°. 31, âgé de trente-quatre ans, d'un tempérament bilieux, était affecté depuis quinze ans d'une éruption herpétique de l'espèce écailleuse. L'épiderme en avait contracté une roideur et un épaississement considérables ; la desquamation était abondante ; les démangeaisons ordinaires accompagnaient cette maladie, qui s'était surtout portée sur le scrotum et le périné, où le prurit était si insupportable, que le malade ne pouvait s'empêcher de se mettre la partie en sang. Il est un des malades qui, après avoir épuisé tous les secours que procure l'hospice St.-Louis, en était sorti sans aucun soulagement.

Le 4 mai 1818, il réclama mes soins ; le scrotum et le périné furent de suite recouverts d'une application, ainsi que la partie interne des cuisses. Quinze jours après, une autre application fut faite sur le dos, sans pour cela discontinuer celles qui avaient été faites d'abord. Le premier soulagement qu'éprouva le malade, fut une cessation totale de ces cruelles démangeaisons ; après six semaines d'un renouvellement convenable des applications, non-seulement il fut guéri de la maladie que j'ai décrite, mais même d'un lumbago dont il avait éprouvé des attaques si violentes , qu'il avait été obligé de se faire admettre dans les hospices , vu que l'impossibilité où il s'était trouvé de travailler de son état l'avait réduit à cette extrémité.

QUATRIÈME OBSERVATION.

Je vais être moi-même le sujet de cette observation ; on doit facilement s'imaginer le soin que j'ai mis à chercher les moyens de me débarrasser d'une affection qui, sans être de l'espèce la plus grave, me laissait un malaise considérable pour le présent, et encore plus d'inquiétude pour l'avenir. Né d'un tempérament bilieux et sanguin , j'avais à-peu-près dix ans quand j'aperçus au coude une éruption écailleuse sèche. Comme elle n'était ni gênante ni accompagnée de démangeaison , je m'occupai fort peu de la guérir.

En 1790 je quittai la France pour aller habiter une ville maritime d'Irlande. Je ne sais si c'est au poisson dont on fait une grande consommation , ou à l'air de la mer que j'en dois attribuer la cause , mais il se développa sur les avant-bras et les cuisses une éruption de l'espèce écailleuse qui les recouvrait d'écailles circulaires, sèches, et épaisses sans suintement , mais accompagnées de démangeaison et que le moindre frottement détachait en abondance. Sur l'avis d'un médecin de la ville, je pris quelques pilules dépuratives ; mais sitôt que la belle saison fut arrivée, je pris pendant deux ou trois mois des bains de mer dont j'obtins les plus grands avantages. L'éruption me laissa à-peu-près tranquille jusqu'en 1797, époque à laquelle je me rendis à l'université d'Edimbourg, et où le froid rigoureux développa de nouveau sur les bras seulement la maladie dont j'avais d'abord été attaqué en Irlande. Soupçonnant que l'inertie de l'épiderme pouvait contribuer beaucoup à cet accident, je résolus de prendre des gilets de flanelle, espérant que la chaleur de la laine et la friction exercée par son tissu, ranimeraient les fonctions du système dermoïde. Mon espoir ne fut pas trompé, car au bout de dix ou douze jours, sans aucun autre moyen, l'éruption disparut entièrement.

La prédisposition dartreuse ne laissa pas cependant de se manifester toujours par un épiderme porté naturellement à tomber en écailles furfurescentes, et par l'apparition passagère de quelques taches, tantôt sur une partie, tantôt sur une autre, mais trop légères pour recourir aux secours de la médecine.

Cependant en 1806 il s'en manifesta une assez large sur la partie inférieure et externe de la jambe gauche. Deux ans après une autre, de trois à quatre pouces de diamètre, se manifesta à la partie supérieure et interne de chaque cuisse, accompagnée d'une telle démangeaison qu'il fallut enfin m'occuper de ma propre guérison. J'eus recours aux bains de Barège, dont je retirai beaucoup de soulagement ; mais dans l'*interim* je découvris une nouvelle éruption à la partie postérieure du col, depuis la racine des cheveux jusqu'à la première vertèbre dorsale. Le frottement du col de la chemise, la démangeaison insupportable qu'occasionnait la chaleur, me firent beaucoup souffrir. J'eus recours à toutes les lotions indiquées dans ce cas, mais sans un résultat satisfaisant.

Du moment que je fus en possession du nouveau mode de traitement, je me félicitai d'avoir une occasion d'en pouvoir faire les épreuves sur moi-même ; voulant éviter la répétition de détails inutiles, je me contenterai de dire qu'après deux mois au plus d'applications convenables, je fus parfaitement guéri et sans aucune espèce de douleur. En effet la guérison s'opéra par une simple exfoliation, marche ordinaire du remède dans les dartres écailleuses furfuracées. La seule remarque que j'eus à faire, est celle du calme inexprimable dont on jouit sitôt que le remède, en couvrant la partie malade, fait cesser cette démangeaison agaçante qui influe même sur le moral, d'une manière qui ne peut être appréciée que par ceux qui en ont éprouvé les tourments.

CINQUIÈME OBSERVATION.

Mme. B., de St.-Germain-en-Laye, d'un tempérament bilieux, après avoir joui d'une bonne santé jusqu'à 44 ans, fut à cette époque attaquée de pertes considérables qui reparurent à plusieurs récidives, et furent suivies d'une cessation entière de l'évacuation menstruelle. Peu de temps après cet accident, elle s'aperçut que sa tête était couverte d'une éruption écailleuse sèche, qui du cuir chevelu gagna graduellement les oreilles, enfin la figure. L'éruption ne s'arrêta pas là, mais faisant tous les jours de nouveaux progrès, au bout d'un an elle recouvrait tout le corps. Rien ne peut rendre l'état de souffrance où se trouva la malade. Les démangeaisons insupportables, jointes à l'aspect hideux que présentaient une figure et des oreilles tuméfiées par le virus herpétique, lui faisaient un fardeau de son existence.

Dès la première invasion de la maladie elle avait réclamé les secours de la médecine, mais sans en tirer aucun soulagement. Elle se présenta à moi; j'avoue que la gravité du cas m'effraya moi-même : j'hésitai long-temps à l'entreprendre. Cependant les sollicitations de la malade , son désespoir , sa souffrance , sa résignation à supporter toutes les fatigues d'un traitement long et pénible quand il faut opérer sur tant de surfaces, me décidèrent enfin à lui donner des soins, en la prévenant toutefois qu'il ne fallait pas se flatter d'une guérison radicale. Son état déplorable l'ayant fait passer pardessus toutes ces considérations, je procédai par une application sur le dos, ensuite successivement sur les bras, les cuisses, les jambes, la tête enfin qui fut rasée.

On peut s'imaginer ce qu'elle eut à souffrir quand , de ces diverses parties tuméfiées par l'éruption qui voulait sortir, il s'établit un suintement énorme. L'amélioration progressive de son état soutint heureusement son courage. Six mois furent employés à ce traitement ; au bout de ce terme , les parties jadis malades offrirent une apparence de santé parfaite. Je ne flattai pas cependant la malade d'un succès assez complet pour pouvoir s'en fier à la permanence de cet état. Je la prévins, au contraire , qu'à chaque printemps elle éprouverait quelques légères atteintes de son ancienne maladie. La seule consolation que je pus lui offrir , fut de lui garantir qu'elle s'en rendrait toujours tellement maîtresse en ayant de suite recours à quelques applications,

que jamais elle ne retomberait dans son ancien
état. Je lui promis même que chaque année qui l'é-
loignerait de l'époque critique où l'éruption s'était
d'abord manifestée, apporterait une diminution
dans ces accidents. Jusqu'à présent, c'est-à-dire
six ans après son traitement, l'événement a jus-
tifié ma promesse. Elle jouit d'ailleurs d'une
santé meilleure que jamais, et malgré ces petits
inconvénients, elle n'en est pas moins prompte,
dans toutes les occasions, à exprimer sa reconnaissance pour un résultat aussi satisfaisant pour
elle.

Observations relatives à la Dartre pustuleuse.
PREMIÈRE OBSERVATION.

M. B., âgé de 36 ans, d'un tempérament
bilieux sanguin, fut, il y a deux ans, attaqué
d'un érysipèle; son médecin, cédant aux ins-
tances déplacées que lui fit le malade, de le débarrasser promptement de cette indisposition,
ne donna peut-être pas tout le temps nécessaire à l'éruption pour sortir, et en troubla la
marche par un purgatif donné trop tôt. Ce qu'il
y a de certain, c'est que, dès ce moment, M. B.
éprouva une foule de symptômes désagréables,
tels qu'un manque d'appétit, un accablement

général, un sommeil troublé, enfin un malaise
qu'il ne pouvait rapporter à aucune cause particulière. De temps en temps il se manifestait de
gros boutons sur diverses parties du corps, mais
cet effort impuissant lui donnait une douleur
locale sans aucun soulagement. Après avoir sup-
porté près d'un an cet état, qui ne faisait qu'em-
pirer tous les jours, il réclama mes soins. Je ne
doutai pas que l'éruption imparfaite de l'érysipèle ne fût la cause de tout ce qu'il éprouvait, et
qu'en le rappelant à la surface le rétablissement
ne fût prompt et certain. J'employai les applications, d'abord sur le dos, où il se fit une éruption pustuleuse considérable, et ensuite sur les parties où l'éruption critique en indiquait l'usage. Du
moment de l'éruption, cessation complète de tous
les symptômes déjà mentionnés ; rétablissement
rapide des forces, de l'appétit, du sommeil, enfin
sa santé devint aussi bonne qu'elle avait jamais
été, et est encore de même au moment où j'écris.
Le traitement ne lui causa pas le plus petit dérangement dans les occupations attachées à son commerce.

DEUXIÈME OBSERVATION.

Madame C...., âgée de trente-six ans, d'un
tempérament bilieux, se présenta à moi en 1818

pour réclamer mes soins. Elle était depuis plusieurs années affectée d'une éruption dartreuse de l'espèce ci-dessus désignée, située sur la partie externe des avant-bras, depuis le coude jusqu'à l'origine des phalanges des doigts qui n'en étaient pas tout-à-fait exempts. Elle avait aussi en outre, dans l'intérieur du nez, une espèce d'ulcère dartreux que M. Alibert, qui lui avait d'abord donné des soins, avait représenté comme d'une nature très pernicieuse, et sur lequel il avait même appliqué la pierre infernale. La douleur qu'elle avait éprouvée, le peu de progrès que faisait la guérison de ses bras, la décidèrent à tenter mon moyen. Je lui fis un pansement méthodique sur les parties affectées, en lui recommandant de le renouveler elle-même.

Quatre ou cinq jours s'étaient à peine écoulés, quand je la vis entrer avec une figure un peu déconcertée. Elle me montra ses bras, alors très enflés et douloureux ; je la rassurai bientôt en lui annonçant qu'avant deux jours un suintement considérable la débarrasserait et de la douleur et de l'enflure. En effet, étant revenue huit ou dix jours après, tout était calmé, et la guérison faisait des progrès rapides. Sur ma recommandation, elle se proposait de ne pas s'en tenir aux applications faites sur les bras, mais d'en faire également sur le dos pour attaquer avec succès le principe herpétique fixé à l'intérieur du nez. Après six semaines de traitement, non-seulement la guérison des bras et des mains fut complète, mais même celle du nez, succès dont je n'aurais osé me flatter moi-même. En cas que l'affection du nez reparût, elle était bien décidée à en venir aux moyens que je lui avais proposés. Mais sa guérison a été complète et permanente, et par conséquent elle en est restée au premier traitement.

TROISIÈME OBSERVATION.

Mademoiselle L. C., cuisinière, âgée de vingt-trois ans, d'un tempérament bilieux sanguin, jouit d'une parfaite santé à la campagne, où elle passa sa première jeunesse. Elle se rappelle cependant d'avoir remarqué, à l'âge de seize ou dix-sept ans, une petite éruption dartreuse à la partie interne de la cuisse droite, mais sans suites fâcheuses. Étant venue s'établir à Paris, le changement d'air ou la nature de ses occupations, déterminèrent sur les avant-bras et les mains une éruption exactement semblable à celle qui a été le sujet de l'observation précédente. Elle réclama les secours administrés à Saint-Louis, se soumit à tout ce qu'on jugea à propos de tenter pour sa guérison, tels que vésicatoires, applications caus-tiques, bains, etc.

Elle vint à moi en 1819, encore pleine du ressentiment le plus vif pour toutes ces tenta-tives infructueuses, et prévenue contre tous les moyens qu'on pourrait lui proposer. Je ne fis que rire de son dépit contre les médecins, que j'attribuais au souvenir encore récent de ses souf-frances. Je lui assurai que par des moyens moins douloureux, j'obtiendrais sûrement un résultat plus satisfaisant. Il y avait déjà quelque temps que la dame qui a été le sujet de l'observation précédente, avait été guérie. Je lui communiquai son adresse. Elle se rendit chez elle ; mais, en voyant ses mains, il fut difficile de la convaincre qu'elles avaient été même plus malades que les siennes. D'après les assurances que lui donna cette dame, qui eut la bonté d'entrer même dans des détails sur tout ce qu'elle avait éprouvé, elle revînt à moi convertie à une confiance difficile à établir, en proportion des essais infructueux que l'on peut avoir faits. L'observation étant pres-que entièrement conforme à la précédente, le résultat en fut exactement le même, c'est-à-dire, les deux bras furent complètement guéris ainsi que les mains, et la santé générale éprouva une amélioration frappante. Elle n'a cessé depuis de me témoigner sa reconnaissance, en m'amenant ses compagnes d'infortunes.

Observations relatives à la Dartre vésiculaire.

PREMIÈRE OBSERVATION.

Madame la comtesse de ***, âgée de cinquante-cinq ans, d'un tempérament bilieux sanguin, et d'une constitution délicate et irritable, fut, à l'époque de la puberté, et à celle où elle devint mère, attaquée d'une éruption dartreuse qui occupait toute la poitrine. Cependant l'établissement des règles, et les diverses sécrétions, suites des couches, la firent disparaître à-peu-près entièrement. Néanmoins la présence du virus herpétique ne laissa pas de se manifester par une foule d'accidents, tels qu'érysipèles fréquents, flueurs blanches. A cinquante ans, la perte d'une parente chérie ébranla tellement son moral, qu'il lui survint un tremblement nerveux et une contraction spasmodique dans tout le côté droit.

En février 1819, cette dame fut saisie d'une fièvre bilieuse; la faiblesse et l'irritabilité du sujet, en bannissant tout moyen énergique, prolongèrent cette maladie à-peu-près à six semaines.

M. le docteur Bougon avait jusqu'alors donné
à la malade des soins que nous continuâmes de
lui donner de concert. La maladie était sur son
déclin, et la convalescence très prochaine. Le
seul symptôme alarmant était la faiblesse extrême
de l'estomac que quelques cuillerées à café de
bouillon coupé surchargeaient. C'est sur ces en-
trefaites que j'observai une efflorescence érysipé-
lateuse sur la poitrine et sur le col. Je lui proposai de suite l'usage d'une application propor-
tionnée à ses forces, lui promettant de déterminer
à la surface le vice herpétique sur l'existence du-
quel je n'avais plus de doute, et auquel on était
fondé de rapporter les accidents présents. Ma
proposition ayant été goûtée de la malade, et ap-
prouvée de M. Bougon, nous ne mîmes dans son
exécution que le délai nécessaire aux forces pour
se refaire un peu. Cependant ce délai ne fut pas
long, à cause de la persuasion où nous étions que
la rétropulsion du virus herpétique pouvait beaucoup influer sur l'état de l'estomac. L'événement justifia pleinement notre jugement, car au
bout de quelques jours de l'application d'un
emplâtre, pas plus grand qu'une pièce de six
francs, l'estomac recouvra ses fonctions. L'effet
local de l'application fut l'épaississement, ensuite
l'exfoliation de l'épiderme avec les démangeaisons ordinaires, ensuite dessication. Encoura-

gés par ce premier succès, nous fîmes une seconde application à la partie supérieure gauche de la poitrine. Quelques jours après, il se manifesta une foule d'élévations sur toutes les parties du corps. Des applications successives ne firent que développer et entretenir cette éruption, qui prit le caractère d'une dartre érithmoïde, et qui, fidèle à la marche de cette maladie, changea de place, parut s'éteindre pour reparaître tout-à-coup avec plus d'intensité que jamais. Suivant que cette éruption se portait à la surface, ou rentrait dans le système, la santé de la malade était bonne ou mauvaise. Sept ou huit semaines se passèrent dans ces changements ; au bout de ce terme, l'éruption s'amortit graduellement, et finit par s'éteindre. Depuis, la malade a joui d'une santé aussi bonne que le lui permettait d'espérer une constitution naturellement frêle, et beaucoup d'affections morales du genre le plus pénible à supporter.

DEUXIÈME OBSERVATION.

Madame R.***, âgée de trente-deux ans, d'un tempérament bilieux sanguin, jouit pendant toute sa jeunesse d'une santé parfaite. Ayant eu trois enfants, ses grossesses furent extrêmement orageuses par suite des vomissements qui, du moment qu'elle était enceinte, ne la quittaient qu'à ses couches, qui furent cependant très heureuses et suivies d'un prompt rétablissement ; cependant elles offrirent cette singularité, que dans aucune d'elles, il ne se manifesta aucune fièvre de lait. Au reste, la santé de la malade ne parut aucunement souffrir de cette marche irrégulière.

Néanmoins, il y a six ans, elle commença à éprouver de légères démangeaisons dans tout le corps ; quelques boutons se manifestèrent de temps en temps ; chaque année vit augmenter ces accidents. Son teint, naturellement frais, se recouvrit par degrés d'une espèce de croûte sale; les cuisses furent parsemées de taches cuivrées ; les démangeaisons allaient toujours en augmentant, surtout quand le grand air ou le soleil semblaient provoquer la sortie d'une éruption concentrée ; sa santé générale n'avait pas été non plus sans dépérir d'une manière très sensible.

Après avoir essayé à-peu-près de tout, elle vint réclamer mes soins. Lui ayant expliqué la nature du traitement, je lui communiquai l'adresse de plusieurs malades que j'avais traités, pour confirmer la confiance qu'elle était déjà très disposée à m'accorder. Je procédai à son traitement par une application assez modérée dans le dos, en la prévenant de la manière d'agir ordinaire du remède : rien ne fut capable d'ébranler sa résolution, tant était grand son desir pour sa guérison. L'effet fut d'une promptitude à me surprendre moi-même, car dès le quatrième jour cette éruption, long-temps retenue, se porta à la peau avec une violence extraordinaire. Une grande agitation, et cette espèce d'embrasement général qui annonce et précède l'éruption des exanthêmes, répandirent une agitation considérable dans tout le système ; il se manifesta bientôt sur le corps une infinité de plaques rouges, comme des morsures de punaises, et de larges vésicules accompagnées d'une violente démangeaison. Le dos lui-même devint le siége d'un suintement étonnant. Il s'établit aussi une sueur universelle et abondante, au point d'inonder la malade, qui déclarait n'avoir jamais pu transpirer de sa vie.

Cette marche subite et violente étonna un peu la malade sans ébranler son courage, que je soutenais d'ailleurs en l'assurant que sa guérison serait d'autant plus certaine, que les effets étaient plus prompts ; et que ces accidents, nullement dangereux, d'ailleurs se dissiperaient bientôt. Au reste l'appétit fut toujours bon, le sommeil passable, quoique quelquefois interrompu par les démangeaisons. Outre l'application du dos, les parties affectées furent pansées convenablement et autant de fois que le suintement le rendit nécessaire. Après trois semaines de traitement à-peu-près, l'agitation nerveuse me détermina à supprimer toutes les applications, et à recommander les bains qui rétablirent le calme, et ne firent que favoriser l'éruption qui, une fois déterminée à la surface, ne cessa de s'y porter. Je recommandai alors les bains de vapeurs pour activer la sortie du vice herpétique, que la brièveté du temps qu'elle avait gardé les applications n'avait pu entièrement subjuguer. Les deux premiers bains parurent procurer beaucoup de soulagement ; mais le troisième provoquant une nouvelle éruption et des démangeaisons violentes, la malade perdit toute patience, paraissait même vouloir attribuer cette éruption à l'emploi du remède, quoiqu'elle l'eût interrompu depuis plus de six semaines, témoigna le desir de consulter d'autres médecins.

Mes derniers avis se bornèrent à lui recommander la persévérance dans les bains de son. Elle a suivi ce conseil, et en a retiré le plus grand avantage. J'ai été plus fâché que surpris d'une impatience trop motivée par la marche extraordinaire de cette espèce d'éruption, vraiment désespérante dans ses effets. J'en ai eu une nouvelle preuve dernièrement, dans l'observation que m'a communiquée elle-même une dame qui, pendant trois années entières, l'a éprouvée dans un degré d'intensité tout-à-fait sans exemple. Pour en donner une idée, il suffit de dire que malgré les soins les plus multipliés et dirigés pendant ce temps par M. Dubois, les ravages de la maladie furent si affreux, que tout le corps se dépouilla à plusieurs reprises de son épiderme, et que les ongles furent emportés dans ce désordre général. Quoique guérie de l'éruption, la malade n'en est pas moins encore sujette à des maux de tête affreux et à des rechutes partielles. Cette observation ne paraît pas précisément appartenir à mon sujet, puisque la malade n'a pas suivi mon traitement; mais d'après sa gravité, ce cas m'a paru digne d'être cité.

Observations relatives à la Dartre tuberculeuse.

PREMIÈRE OBSERVATION.

Mme. M...., âgée de trente ans, d'un tempérament bilieux sanguin, fut, dès sa plus tendre enfance, attaquée d'une éruption dartreuse de l'espèce écailleuse qui se manifesta et se borna au cuir chevelu : elle attribue cette maladie au mauvais lait de sa nourrice. Sa santé générale ne parut en aucune manière souffrir de cet acci-

dent. L'époque de la menstruation vint et s'établit parfaitement sans occasionner le moindre
changement dans la marche de la maladie, qui
fut combattue par tous les moyens ordinaires,
mais sans un succès complet. Cependant, à l'âge
de dix-sept ans, la maladie était diminuée au
point de ne laisser sur la tête qu'une apparence
farineuse et un grand nombre de places sans
cheveux. S'étant mariée à vingt ans, elle devint
successivement mère de deux enfants, sans que
ses couches présentassent rien de remarquable.
A vingt-quatre ans, elle fit une fausse couche
dont elle eut beaucoup à souffrir, et à la suite
de laquelle l'éruption commença à se manifester
sur la figure, et y prit le caractère de l'acne-
rosacea.

Énumérer tous les moyens de guérison dont
elle essaya, serait revenir sur un sujet déjà trop
rebattu; il suffit de dire que rien ne lui réussit.
Comme dernière ressource elle s'adressa à moi.
Je vis d'abord une grande difficulté dans son
traitement, par suite de l'impossibilité où son
commerce la mettait d'adopter les moyens convenables pour en assurer le succès, c'est-à-dire
des applications locales. La malade débuta par
des applications aux deux bras, ensuite sur le
dos : le soulagement fut prompt et remarquable.
Comme le cuir chevelu avait été d'abord le siége

de la maladie, je proposai une application long-
temps continuée sur cette partie, après l'avoir
fait raser ; elle y consentit, et la renouvela trois
ou quatre fois. Toutes ces applications ne lui
causèrent pas la plus petite gêne, ni le moindre
inconvénient ; elle mit aussi, pendant la nuit
seulement, des petites mouches de l'application
sur les plus gros boutons, pour en accélérer la
suppuration ; ce qui lui réussit très bien. Elle
fit en outre usage des pastilles dépuratives que
je recommande dans l'occasion. Au bout de
deux mois de ce traitement un peu relâché,
l'état de la figure fut fort amélioré ; cependant
il se passa encore quelque temps avant qu'elle
fût entièrement libre de toute éruption : néanmoins sa persévérance fut enfin récompensée
par un succès que je n'aurais osé lui garantir.

DEUXIÈME OBSERVATION.

M. Ménissier, huissier à la Cour Royale,
âgé de quarante-neuf ans, d'un temperamen
bilieux sanguin, fut, en l'année 1800, attaque
d'une éruption qui se fixa à la figure, et y prit
le caractère de la plus mauvaise espèce de l'acne-
punctata. Fidèles à la marche de cette eruption,
les boutons occupant le front, le nez, les pom-

mettes et le menton, parcouraient leurs périodes
régulières d'inflammation, de suppuration et
d'incrustation, le tout accompagné d'une rou-
geur ardente et d'une démangeaison que nulle
expression ne peut rendre. On pourra s'en for-
mer quelque idée, quand on saura que la souffrance affreuse qu'éprouvait le malade, lui avait
fait concevoir plusieurs fois l'affreux projet de
terminer ses souffrances avec sa vie : la nuit
surtout était le temps, et le lit le lieu de son
supplice. Comme il ne pouvait s'empêcher de
se mettre la figure en sang, on lui attachait les
mains ; mais précaution inutile, il se frottait
sur le premier meuble qui se présentait, et
cherchait à suspendre la démangeaison par la
cuisson qui suivait le déchirement de la peau,
et cette souffrance, toute aiguë qu'elle était, de-
venait un soulagement pour lui. Le récit de
ses souffrances par lui-même est vraiment capable de glacer d'effroi.

Il consulta un grand nombre des médecins
les plus distingués, sans retirer aucun soulagement de tous leurs conseils. En 1806, il réclama mes soins : tout ce que les ouvrages
anciens et modernes recommandent, tout ce
que la pratique suivie à St.-Louis adopte, fut employé pendant trois ou quatre mois consécutifs.
L'état du malade éprouva une amélioration con-

sidérable et voisine d'une guérison complète ; mais chaque année qui suivit ce traitement, son effet parut s'éteindre graduellement, et la maladie reprendre son ancienne intensité. En 1813, elle était presque revenue au même degré où je l'avais trouvée, quand le malade réclama de nouveau mes soins. Le nouveau mode de traitement lui fut proposé ; il l'accepta sur-le-champ. La première application fut faite sur la figure ; dès ce moment cessation de toute démangeaison, par conséquent sommeil de cinq heures la première nuit, chose qui était bien nouvelle pour lui, car depuis long-temps il ne connaissait plus de repos; les nuits suivantes, le sommeil fut tout-à-fait naturel, et n'a cessé depuis d'être tel.

Il s'établit de suite sur la figure une suppuration énorme qui, pendant plusieurs jours, nécessita un renouvellement fréquent des applications. Quinze jours après le commencement du traitement, une autre application fut faite sur le dos sans nul effet apparent. Au bout d'un mois, suivant la promesse qui lui en avait été faite, le masque fut ôté, et la figure offrit une peau pâle et maigrie en quelque sorte par l'affaissement de toutes les parties tuméfiées, mais souple et parfaitement saine. Quelques lotions astringentes en raffermissant le tissu de la peau un peu relâché, terminèrent la guérison, qui fut complète. Cependant l'application du dos fut continuée pendant plusieurs mois par précaution contre une rechute que la gravité du cas ne rendait pas improbable : ces craintes cependant se sont trouvées sans fondement ; car depuis sept ans la santé du malade a été parfaite, à quelques petites indispositions près, tout-à-fait indépendantes de la maladie en question.

TROISIÈME OBSERVATION.

Mlle. Hortense Ricart, de Boulogne, âgée de dix-neuf ans, d'un tempérament bilieux lymphatique, jouit d'une santé parfaite jusqu'à l'âge de douze ans. A cette époque elle fut attaquée d'une éruption dartreuse de l'espèce tuberculeuse, et désignée communément sous le nom de dartre scrofuleuse rongeante. La maladie se manifesta d'abord par un petit bouton sur la joue droite : tout fut tenté pour le faire disparaître, mais sans succès ; les progrès du mal n'en devinrent que plus rapides ; le nez et la joue gauche furent bientôt envahis par l'éruption, qui tantôt présentait une suppuration abondante, et tantôt une desquamation qui se renouvelait

sans cesse, le tout accompagné d'une démangeaison insupportable.

Elle eut recours et se soumit avec une constance infatigable aux traitements employés dans
l'hospice St.-Louis pendant dix-huit mois : cent
quatre-vingts bains de Barège, les douches, les
lotions usitées furent employés, le tout sans le
moindre succès. La malade suivit ensuite, sous la
direction de M. le docteur Jadelot, un traitement anti-vénérien porté au plus haut degré de
vigueur, autant que je pus deviner par les particu-
larités qui m'en furent communiquées. Loin que la
maladie offrît le moindre degré d'amendement,
l'aile droite du nez commença à être endommagée
par l'application des divers caustiques auxquels
on eut recours : tel était l'état dans lequel elle se
trouvait au 15 décembre 1818, époque à laquelle
elle réclama mes secours.

Pour attaquer la maladie avec une vigueur
égale à sa gravité, je lui ordonnai de suite l'application du dos, et son effet fut secondé par un
pansement fréquemment renouvelé de la figure,
sur toutes les parties affectées. Il s'établit de suite,
et sans douleur, une suppuration abondante qui
fut suivie d'un dégorgement général. La suppuration diminuant par degrés, laissa bientôt apercevoir une nouvelle peau qui, commençant par

6..

quelques points , au milieu de ce désordre épouvantable , recouvrit peu à peu toute la face.
Deux mois furent consacrés à ce travail régéné-
rateur, et pendant ce temps la malade, loin d'é-
prouver ni malaise ni accident , sentit sa santé
générale s'améliorer visiblement. Le nez, jadis
tuméfié au double de sa dimension, recouvra
son état naturel; la peau des joues, quoique rouge
encore, prit une apparence de souplesse et de
santé; quelques petits moyens accessoires com-
plétèrent sa guérison.

L'importance du cas me fit desirer de con-
server des relations avec la malade; en conséquence je la priai de m'informer de tout ce qui
pourrait lui arriver d'intéressant. Au printemps
qui suivit sa guérison , quelques petits boutons
voulurent reparaître; elle eut de suite recours
à quelques petites applications momentanées
qui dissipèrent en peu de jours ces accidents
et rendirent le calme à son esprit, que le souvenir de ses anciennes souffrances rend très
prompt à s'alarmer. Depuis ce temps il ne s'est
présenté rien qui méritât la peine de m'être com-
muniqué, ou qui eût rapport à son ancienne maladie.

QUATRIÈME OBSERVATION.

Cette quatrième et dernière observation nous offre encore un exemple du désordre épouvantable que peut occasionner sur la figure l'affreuse espèce de dartre qui nous occupe, je veux dire la dartre scrofuleuse rongeante. Quoique la guérison ne soit pas encore parfaite, l'amélioration du reste de la figure donne l'espoir le mieux fondé que le nez, qui a le plus souffert, et offre en conséquence plus de résistance, finira par se guérir comme les autres parties.

Mlle. Gillet, blanchisseuse de schalls, demeurant rue St.-Augustin, n°. 20, d'un tempérament bilieux lymphatique, jouit pendant sa jeunesse d'une santé parfaite ; elle était seulement sujette à des sueurs abondantes à la plante des pieds. A l'âge de vingt ans cette sécrétion s'arrêta par suite d'une exposition fréquente au froid sur des dalles de pierres nécessaires à son état. Sa santé générale ne parut pas souffrir beaucoup d'un semblable dérangement. Cependant depuis cette époque elle fut sujette à un enchifrènement considérable, et à ce que l'on appelle vulgairement rhume de cerveau. A vingt-six ans, elle ressentit des douleurs vagues dans les articulations, accompagnées d'enflures considérables qui paraissaient tantôt dans un endroit, tantôt dans un autre. Elle fut aussi attaquée de violentes tumeurs hémorroïdales. Elle consulta un grand nombre de médecins. Les bains, les sudorifiques, les frictions mercurielles, les potions, sirops ou pilules, où les préparations de ce minéral entraient à fortes doses, constituèrent à-peu-près son traitement. Les bains de moutarde furent employés pour rétablir la sueur des pieds, qui depuis sa cessation étaient restés gonflés et extrêmement sensibles; mais le tout inutilement.

Il y a trois ans, à la suite d'un bain chaud, la maladie herpétique commença à se manifester sur le sourcil gauche par des tubercules qui bientôt envahirent le nez, les pommettes de chaque côté. Mille nouveaux moyens furent mis en usage; les caustiques furent employés à diverses reprises. Sa maladie justifia pleinement sa dénomination de *noli me tangere*, car ces diverses tentatives ne firent qu'en agraver les symptômes. Elle se décida enfin à faire une nouvelle tentative, et s'adressa à moi, non sans peine, car les nombreux essais qu'elle avait faits sans avantage, avaient beaucoup ébranlé sa confiance aux ressources de la médecine. Plusieurs exemples de guérisons qui étaient parvenus à sa connaissance , la déterminèrent à tenter ce nouveau moyen.

En juin 1820, une application fut faite sur le dos, et les parties malades pansées méthodique-ment. Au bout de quinze jours d'applications, la sueur des pieds se rétablit, la marche de la guérison fut rapide pour le sourcil, les pommettes, dont la peau recouvra bientôt son teint naturel. Le nez seul, en raison des ulcères profonds qui l'avaient labouré en en augmentant la dimension d'une manière extraordinaire, offrit une longue résistance. Il fut enfin réduit à sa dimension or-dinaire, par suite d'une suppuration abondante, et tout ce désordre se borna à quelques boutons dont elle arrêta les progrès par le moyen de quelques petites applications. Sa santé générale éprouva aussi une grande amélioration. Des en-flures rhumatismales se manifestèrent cependant encore aux jambes , aux bras, surtout aux arti-culations, et peuvent, avec raison, être rappor-tées à une diathèse scrofuleuse, et à l'abus des préparations mercurielles. D'après sa déclaration, ces enflures se sont surtout augmentées depuis l'usage qu'elle fit d'un remède empirique. D'après les progrès qu'a faits sa guérison sur les autres parties de la figure, il ne peut y avoir le moindre doute, et elle n'en a pas elle-même, que sa per-

vérance ne soit récompensée par un succès complet. Le nez, d'après les sécrétions muqueuses qu'y détermine le moindre froid, sera peut-être quelque temps sujet à quelques rechutes passagères, mais dont elle triomphera avec le temps.

<hr>

CONCLUSION.

Je ne puis terminer cet Essai sans faire quelques remarques sur une réflexion qui se sera sans doute présentée souvent au lecteur en parcourant les diverses observations destinées à faire connaître l'emploi de mon traitement. Je devine aisément l'espèce de surprise qu'il aura dû éprouver en voyant constamment l'usage des mêmes applications, quelles que soient la nature et l'espèce des affections dartreuses. Je ne puis quitter ce sujet sans détruire l'espèce de prévention et de défaveur que pourrait occasionner une circonstance dont l'apparence spécieuse s'évanouira devant le plus simple raisonnement, et quand on verra que cette uniformité dans l'emploi de ces applications n'est point particulière à cette méthode de traitement. Il est constant que les maladies de la peau offrent dans leurs espèces une variété étonnante. Quelque grande que soit la variété dés nuances qu'elles présentent , elles n'en ont pas moins un principe uniformément le même , je veux dire un dérangement quelconque dans le mode de sécrétion du système lymphatique ; et tout remède propre à corriger cette première cause morbide dans le système dermoïde , en détruira nécessairement les effets quels qu'ils soient , et sous quelques modifications qu'ils se présentent.

L'application d'un même remède à une foule d'affections diverses , n'est point une chose particulière à ce traitement. Pour s'en convaincre , il ne faut que se rappeler les formes multipliées sous lesquelles se présente la maladie vénérienne. Ne prend-elle pas souvent les apparences d'une ophthalmie, une autre fois d'une phthisie , d'une affection rhumatismale , enfin d'une maladie herpétique ? Cependant cette maladie protéiforme n'en cède pas moins au remède héroïque qui seul la combat avec succès. Toutes les fièvres , de quelque espèce qu'elles soient , tous les cas d'atonie quelle qu'en soit la cause , ne cèdent-ils pas à la vertu fébrifuge et revivifiante du quinquina ? et même dans les traitements suivis par les praticiens les plus distingués , les bains ne forment-ils pas la base du traitement pour toute espèce de maladie de la peau ; les lotions corrosives ne sont-elles pas indistinctement employées à-peu-près dans tous les cas. On voit, d'après cela, que mon procédé n'a rien de singulier, et qu'au contraire il s'accorde avec les autres, en attaquant le principe et la cause du désordre pour en détruire ensuite les effets.